Bircher-Benner Diätbücher

Handbuch für Allergiekranke und die Heilung von Autoimmunkrankheiten

Diätanleitungen
zur Verhütung und Therapie
mit Rezeptteil,
eingehende Ratschläge
und ausgearbeitete Kurpläne
aus einem ärztlichen Zentrum
modernster Heilkunst

Dr. med. Andres Bircher
und Mitarbeitende des
Bircher-Benner Zentrums
Lilli Bircher, Pascal Bircher,
Anne-Cécile Bircher

EDITION BIRCHER-BENNER
CH-8784 BRAUNWALD

Bircher-Benner Diätbücher

1. Handbuch für Multiple-Sklerose-Kranke, Morbus Parkinson und andere neurodegenerative Leiden
2. Handbuch für Leber- und Gallenkranke
3. Handbuch für die Familie und das gesunde Kind
4. Handbuch für Frischsäfte, Rohkost und Früchtespeisen
5. Handbuch zur Steigerung der Abwehrkräfte und gegen Infektionskrankheiten
6. Handbuch für Bergsteiger und für den Sport
7. Handbuch für Diabetiker
8. Handbuch zur Verhütung und unterstützenden Therapie bei Lungenkrankheiten
9. Essensfreude ohne Kochsalz
10. Handbuch für Rheuma- und Arthritiskranke
11. Handbuch für Männerleiden und die Prostata
12. Handbuch für Nieren- und Blasenkranke
13. Handbuch für Venenleiden
14. Handbuch für Magen- und Darmkranke
15. Handbuch für die Ernährung in Schwangerschaft und Stillzeit
16. Handbuch für Frauenleiden und die Wechseljahre
17. Handbuch zur Verhütung und begleitenden Therapie der Krebskrankheit
18. Handbuch für Kopfschmerzen und Migräne
19. Handbuch für Bluthochdruck, Herz- und Arteriosklerosekranke
20. Handbuch zur Überwindung von Angst und Depression
21. Handbuch für Hautkranke und Hautempfindliche
22. Handbuch für Stresskranke
23. Handbuch für Allergiekranke und die Heilung von Autoimmunkrankheiten
24. Handbuch zur Verhütung von Demenz und Alzheimerkrankheit
25. Handbuch zur inneren Behandlung der Augenkrankheiten
26. Handbuch zur Heilung von Gewichtsproblemen, Adipositas und Anorexie

Die Ergebnisse weltweiter Forschung sind in diesen Handbüchern ebenso berücksichtigt, wie die über 100-jährige Entwicklung ärztlicher Kunst und Erfahrung in der bekannten Bircher-Benner-Klinik. Der Leser spürt auf Schritt und Tritt die hilfreiche Art des kundigen Arztes.

1.Auflage 2023

info@bircher-benner.com www.bircher-benner.com

Buchbestellungen: edition@bircher-benner.com

Printed in Germany

Satz: Eberl & Koesel Studio, Kempten
Druck und Bindung: Pustet, Regensburg

Inhalt

Vorwort

Seit Jahrzehnten ist die Häufigkeit atopischer Krankheiten, die Neurodermitis, der Heuschnupfens und das Asthma bronchiale in allen Ländern westlicher „Zivilisation“ stark angestiegen. Ende der 1930er-Jahren litt jeder Hundertste an Heuschnupfen, heute jeder Fünfte. Viel ist die Rede vom „Etagenwechsel“, was bedeutet, dass aus einem banalen Heuschnupfen Atemnot und Asthma entsteht. Durch unterdrückende Behandlungen dringen Krankheiten immer tiefer in uns ein. Dies geschieht, da man heute einen banalen Heuschnupfen mit entzündungshemmenden Medikamenten und Kortikosteroiden behandelt. Doch leiden auch immer mehr kleine Kinder an Asthma bronchiale, besonders diejenigen, welche nicht gestillt werden konnten. Auch wurde nachgewiesen, dass Kinder von Müttern, die sich in der Schwangerschaft ungünstig ernähren, für Asthma gefährdet sind, und dass eine ungünstige Ernährung des Kleinkindes dieses für Asthma gefährdet. Wohl sind Blütenpollen heute noch stärker mit Dieselruss verschmutzt als vor 90 Jahren und zu aggressiven Allergenen geworden. Doch zeigt es sich, dass in Norditalien, wo die Menschen täglich schmutzige Luft atmen müssen, vor allem an toxischem Asthma und einer chronisch obstruktiver Lungenkrankheit (COPD) sterben und weniger an allergischem Asthma. Immer mehr wissenschaftliche Arbeiten entstehen zur Wirkung der Ernährung auf Allergien, Asthma bronchiale und Autoimmunkrankheiten. Unter Menschen, die sich mit viel Obst und Gemüse ernähren, sind diese Krankheiten wesentlich seltener.

Die überschiessenden Immunreaktionen bei Allergien und Autoimmunreaktionen sind kein Zeichen von Stärke, sondern der Ausdruck einer tief eingedrungenen Schwäche und Regulationsstörung des Immunsystems. Die Grösste Arbeit, welche dieses täglich leisten muss, ist die Bekämpfung von Krankheitserregern, Toxinen und Krebs. Dazu läuft in uns eine Riesenmaschinerie ab, von Immunzellen, Signalstoffen, Fresszellen und der Aktivierung von toxischen Komplementfaktoren, und diese muss laufend kontrolliert und in Schranken gehalten werden. Allergien, Asthma bronchiale und Autoimmunkrankheiten entstehen, wenn diese Kontrolle versagt. Anhand der Fremdstoffe, Allergene und pathogenen Keime, die ständig durch unseren Darm hindurch gelangen, wird die Fähigkeit der Immunzellen, Fremd und Eigen, Schädliches von Nützlichem zu unterscheiden, jeden Tag geschult. In einem kranken Milieu und Mikrobiom im Darm erreichen die Immunzellen keine volle Immunkompetenz, sodass inkompetente Lymphozyten in den Körper auswandern. Unser Immunsystem wird durch ein ihm eigenes System von regulatorischen T-Zellen laufend überwacht und in Schranken gehalten. Sind auch diese Zellen inkompetent, so beginnt das Immunsystem gegen harmlose Proteine zu reagieren und werden harmlose Blütenpollen zu Allergenen, die lebensbedrohliches Asthma auslösen können, und reagieren inkompetente T-Zellen gegen körpereigene Proteine, sodass sie den eigenen Körper angreifen, besonders da, wo schon degenerative Veränderungen vorhanden sind.

Allergien und Autoimmunkrankheiten sind kein Zufall. Sie haben ihre Ursache in einer tief eingedrungenen Schädigung des enteralen Immunsystems durch ein krankes Milieu im Darm und dessen Fehlbesiedlung. Nicht umsonst breiten sich diese Krankheiten in jenen Gebieten immer mehr aus, wo eine Fehlernährung mit viel tierischer Nahrung, Fleisch, Milchprodukten, Fett, Kochsalz, Zucker, Weissmehlspeisen, industriell verkünstelten Nahrungsmitteln, Kaffee und Alkohol verbreitet ist. Wohl könnte man mehr gegen die Luftverschmutzung tun, aber man kann weder die Birken, die Haselsträucher noch die Gräser von dieser Welt verbannen. Der einzige Weg, Allergien und Autoimmunkrankheiten zu heilen, ist ein diätetischer Weg, der das kranke Milieu im Darm und die Überwucherung mit krankmachenden, Toxin bildenden Bakterien von Grund auf heilt. Unser biologisches System kann sich nicht an eine Ernährung und Lebensweise anpassen, die ihren genetisch vorgegebenen Bedingungen entgegensteht. Aber wir können unsere Ernährung und Lebensweise diesen Bedingungen anpassen, sodass wir unserem kranken Immunsystem die Gelegenheit geben, dass es sich erholen und sich regenerieren kann, sodass nur noch kompetente Immunzellen in unseren Körper auswandern werden, welche dazu fähig sind, Fremd und Eigen, Schädliches von Nützlichem zu unterscheiden.

Ist unser Mikrobiom im Darm seit vielen Jahren geschädigt, so betrachten dies manche Wissenschaftler als irreversibel. Unsere Erfahrung zeigt aber, dass auch ein solcher, schwerer Schaden durch eine vegane Heildiät mit hohem Anteil an vegetabiler Rohkost geheilt werden kann, unter der Bedingung, dass man diese Diät konsequent und lange genug durchführt. Dadurch wird unser Darm zunehmend von gesunden Keimen besiedelt, welche die krankmachenden Bakterien und Pilze verdrängen. Die vorhandene, meist unterschwellige chronische Entzündung geht zurück und das Immunsystem heilt allmählich aus, sodass die Allergien immer schwächer werden, das Asthma sich zurückbildet und Autoimmunkrankheiten allmählich ausheilen. Dieser Weg ist in diesem Buch beschrieben, bereit zur praktischen Anwendung: ein Weg, der sich lohnt. Für den behandelnden Arzt ist dieses Buch eine grosse Hilfe und Zeitersparnis bei der Betreuung seiner Patienten.

Das Immunsystem

Wir beschreiben das Immunsystem sehr genau. Der Sinn davon ist nicht, das auswendig zu lernen, aber es ist wichtig, seine Grösse, seine Genialität und Sensibilität sich vor Augen zu halten, damit man verstehen kann, wie gefährlich es ist, mit unterdrückenden Medikamenten in dieses komplexe System einzugreifen, und damit man erkennen kann, wie wichtig es ist, ihm Sorge zu tragen.

Die angeborene, unspezifische Immunantwort

Die Schleimhäute sind die empfindlichsten Eintrittsstellen für krankmachende Keime. Sie schützen sich durch ihr komplex zusammengesetztes Mikrobiom, durch eine Vielzahl von Keimen, die als Symbionten in uns leben und pathogene Keime bekämpfen. Die Hornschicht der Haut ist eine wirksame mechanische Barriere, ebenfalls durch ein komplexes *Mikrobiom* geschützt. Zudem blockieren Fettsäuren und Enzyme die Anlagerung von Bakterien oder Viren. Dringen Fremdstoffe oder Erreger dennoch durch die Haut oder die Schleimhäute ein, greift das angeborene Immunsystem diese innert Minuten an und nach wenigen Stunden sind sie vollständig zerstört. Dies ist mehr als eine erste Schutzreaktion. In der Regel ist dies allein schon wirksam genug, um den Grossteil der Infektionen und Toxine zuverlässig abzuwehren. Von den weissen Blutkörperchen (Granulozyten) nehmen *natürliche Killerzellen, dendritische Zellen, Monozyten, Makrophagen* die Erreger und Toxine in sich auf und verdauen sie. Diese Zellen zirkulieren im Blut und können sich wie Amöben durch die Gewebe hindurchbewegen. Dieses Auffressen nennt man Phagozytose. Die ersten alarmierten Zellen produzieren Lockstoffe *(Zytokine)*, die weitere Fresszellen herbeirufen. Die weissen Blutkörperchen, die *Granulozyten,* sind mit Granula (Bläschen) vollgepackt, welche aggressive Stoffe enthalten, die Krankheitserreger und Fremdstoffe unschädlich machen. *Makrophagen* sind Riesenfresszellen. Sie reifen aus *Monozyten* heran, welche die Blutbahn verlassen. Dann halten sie sich überall in den Geweben auf, um eingedrungene Erreger anzugreifen und aufzufressen. Auch beseitigen sie jegliche schädliche Substanzen und Abfallprodukte soweit ihnen dies möglich ist. Wenn ihnen die Zerstörung der Erreger nicht gelingt, so aktivieren sie das adaptive Immunsystem.

Die natürlichen *Killerzellen* wurden 1975 entdeckt. Auch sie gehören zum angeborenen Immunsystem. Sie bilden eine der ersten Verteidigungslinien im Kampf gegen Infektionen und Krebs. Sie können infizierte Zellen vernichten, ohne zuerst mit dem Krankheitserreger selbst in Kontakt gewesen zu sein. Nahezu alle gesunden Zellen haben einen *MHC-I-Komplex* auf ihrer Oberfläche, der sie davor schützt, von den Killerzellen angegriffen zu werden. Wird eine Zelle durch ein Virus oder ein Bakterium infiziert, so geht der MHC-I-Komplex meist verloren. Dabei wird das zwischen Aktivierung und Hemmung fein ausbalancierte Rezeptorsystem der Killerzelle verschoben und die infizierte Zelle wird durch die Killerzelle zerstört.

Zusätzlich sind verschiedene Proteine des Blutplasmas an der Abwehr beteiligt. Dieses *Komplementsystem* besteht aus einer Gruppe von über 30 Plasmaproteinen mit ganz unterschiedlichen Eigenschaften. Ein Teil davon sind Enzyme, die Eiweisse auflösen *(Proteasen)*. Sie binden sich an eindringende Mikroorganismen und beschädigen deren Zellwände, sodass diese zerstört werden. Zudem enthält das Komplementsystem *Anaphylatoxine* mit gefässerweiternder Wirkung, welche die Entzündungsreaktion anfachen. Viele weitere Komplementfaktoren können ausserdem Abwehrzellen zum Ort der Infektion heranlocken und Fresszellen aktivieren.

Die Zellen des Immunsystems bilden Botenstoffe, welche mit anderen weissen Blutkörperchen kommunizieren. Bis heute sind mehr als 35 solche *Interleukine* bekannt. Sie aktivieren die Vermehrung ganz unterschiedlicher Abwehrzellen. Krankheitserreger haben Merkmale, welche die Unterscheidung gegenüber körpereigenen Zellen erlauben. Bestandteile der Bakterienhülle oder Strukturmerkmale von Nukleinsäuren von Viren werden als fremd erkannt. Die Immunzellen haben auf ihrer Oberfläche eine Fülle von *Membranrezeptoren* (Pattern Recognition Receptors). Eine weitverbreitete Untergruppe dieser Rezeptoren, die *„Toll-like-Receptors“*, erkennen die Strukturen von fast allen Erregertypen und lösen Signale aus, welche Immunzellen zur Produktion von Zytokinen und anderen Abwehrstoffen anregen[1].

Das Komplementsystem unterstützt dieses Erkennen von Erregern und Fremdstoffen, indem es lösliche Faktoren an alle fremdartigen Oberflächen bindet und auf diese Weise eingedrungene Erreger markiert. Dieses Markieren nennt man *Opsonierung*. Zudem aktiviert das angeborene Immunsystem sogenannte *„natürliche Antikörper“*, die im Unterschied zu denjenigen der adaptiven Immunantwort, vorbeugend in grosser Menge gebildet werden. Diese Antikörper opsonieren ebenfalls eindringende Erreger, sodass diese besser erkannt werden können.

Man nimmt an, dass ca. 90 % aller Infektionen durch die angeborene Immunabwehr erfolgreich bekämpft werden. Welche Zellen und Faktoren der angeborenen Immunität aktiviert werden, hängt stark vom Ort der Infektion ab. Dringen Bakterien in die Haut ein, werden vor allem die Makrophagen aktiv. Sie fressen die Bakterien und setzen eine Fülle von Botenstoffen frei, welche den Einstrom weiterer Immunzellen auslöst. Zu diesen Botenstoffen gehört das Zytokin *Tumornekrosefaktor-α (TNF-α)*. Dieser ruft eine Entzündungsreaktion im Gewebe hervor und aktiviert eine Vielzahl weiterer Immunzellen. Dazu gehören auch die innersten Zellen der Blutgefässe in der Haut und in den Schleimhäuten, die *Endothelzellen*, sodass die Gefässwände undicht werden und erlauben, dass zahlreiche Blutfaktoren ins Gewebe ausströmen können. So gelangen die unspezifischen „natürlichen“ Antikörper und Komplementfaktoren ins Gewebe und markieren die Erreger und Fremdstoffe *(Opsonierung)*, sodass die Fresszellen sie besser erkennen können.

Makrophagen und neutrophile Granulozyten (weisse Blutkörperchen, die sich nicht anfärben lassen) enthalten einen Eiweisskomplex, der *Inflammosom* genannt wird. Dieser wird durch Bakterien oder auch durch Harnsäurekristalle oder andere Fremdstoffe aktiviert. Dies stösst eine Reihe von Reaktionen an, die schlussendlich in den Fresszellen (Makrophagen) *Interleukin-1β* aktivieren, was eine Entzündung anfacht. Dies ist ganz wichtig für die Bekämpfung von Bakterien. Im Falle der Aktivierung durch Harnsäure, löst dies einen Gichtanfall aus.

Jede Körperzelle verfügt über einen sogenannten *Haupthistokompatibilitätskomplex (MHC)*. Dieser ist sozusagen ein „Mitgliedsausweis“ der Zelle. Körperfremde oder erkrankte Zellen haben ihn nicht, sodass diese erkannt und vernichtet werden[2,3]. Zudem setzen die Makrophagen *Chemokine* frei. Dies sind Botenstoffe, die weitere weisse Blutkörperchen anlocken. Als erste treffen *neutrophile Granulozyten* ein. Auch sie sind potente Fresszellen. Dann wandern Monozyten ein, die sich in grosse Fresszellen *(Makrophagen)* umwandeln. Gelingt es trotz alldem Bakterien ins Gewebe einzudringen, so werden sie von *Killerzellen (NK-Zellen)* erkannt und vernichtet.

Eine besondere Rolle spielen *dendritische Zellen*. Auch sie fressen die Bakterien, präsentieren aber im Anschluss deren Bestandteile auf ihrer Zelloberfläche den Lymphzellen und ermöglichen so die *Aktivierung von T-Lymphozyten*, welche die spezifische Immunabwehr in Gang setzen.

Ein Sonderfall der angeborenen Immunität ist die *Abwehr von Parasiten* wie Krätzmilben, Würmer, an der im Wesentlichen *Mastzellen* sowie *eosinophile und basophile Granulozyten* beteiligt sind. Diese speichern in ihren Bläschen (Granula) zahlreiche toxische Substanzen. Auf ihrer Zelloberfläche finden sich *Rezeptoren für IgE-Antikörper*, welche sich an den Parasiten binden und ihn erkennbar machen *(Opsonierung)*. Dadurch schütten die Fresszellen (die Makrophagen) in unmittelbarer Nähe des Parasiten ihre toxischen Substanzen aus, die den Parasiten schädigen und zum Absterben bringen. Bei Infektionen gerinnt auch immer Blut. Dabei werden aus den *Blutplättchen* Stoffe freigesetzt, welche ebenfalls Bakterien bekämpfen. Dies sind neben *Beta-Lysin* sogenannte *Akut-Phasenproteine*. Ausserdem wird *Laktoferrin* ausgeschüttet, was einen künstlichen Eisenmangel erzeugt, indem das Eisen in die Gewebe eindringt.

Die angeborene Immunität hat kein „immunologische Gedächtnis“. Das bedeutet, dass sie durch die Abwehr eines Erregers nicht verändert wird und bei einem neuerlichen Kontakt genau gleich ablaufen wird.

Die erworbene, adaptive, spezifische Immunantwort

Die adaptive Immunantwort ist erlernt. Die dendritischen Zellen des angeborenen Immunsystems präsentieren die Antigene der Krankheitserreger zwei verschiedenen Arten von Lymphozyten: den T-Lymphozyten und den B-Lymphozyten. Die *T-Lymphozyten* lösen eine *zelluläre Immunantwort* aus, die *B-Lymphozyten* eine *humorale Antwort*, das heisst die Bildung von spezifischen Antikörpern gegen die Antigene des präsentierten Erregers. Nach der Infektion bleiben *spezifische Antikörper und Gedächtniszellen* erhalten, um bei erneutem Kontakt mit demselben Erreger innert kurzer Zeit eine angemessene Abwehrreaktion zu ermöglichen. Dadurch werden wir immun gegen Infektionen, die wir durchgemacht haben. Das adaptive Immunsystem arbeitet mit dem angeborenen System zusammen. Erst durch ein gut koordiniertes Zusammenspiel wird die komplexe Immunreaktion des Körpers möglich[4].

Die Zellen der spezifischen Immunabwehr

Granulozyten sind, wie gesagt, weisse Blutkörperchen mit Bläschen. Bei Färbung erscheinen diese Bläschen als Körnchen (Granula). 40–50 % der Granulozyten sind farblich neutrophil, sodass sie sich weder rot noch blau anfärben lassen. Durch die Botenstoffe (Zytokine) werden sie vom Infektionsort aus aktiviert und wandern aus den Blutgefässen in das infizierte Gewebe ein. Ihre *Granula* enthalten *Hydrolasen, Defensine, Myeloperoxi-*

dase und Eiweiss auflösende Enzyme *(Proteasen)* wie *Elastase, Kollagenase, Neuraminidase und Cathepsin G.* Diese Mischung von Enzymen macht es ihnen möglich, durch die Gewebe zu wandern und zu den Bakterien vorzudringen und diese durch *Phagozytose* zu vernichten.

Granulozyten, deren Bläschen sich orange anfärben lassen, nennt man *eosinophile Granulozyten.* Beim Gesunden sind diese zu 3–5 % der Granulozyten vorhanden. Sie erkennen chemische Entzündungsstoffe und können dadurch in den Entzündungsort hineinwandern *(Chemotaxis).* Eosinophile Granulozyten enthalten in ihren Bläschen basische Proteine, wie zum Beispiel das „*Major Basic Protein*". Werden sie durch *IgE-Antikörper* stimuliert, setzen sie diese frei. Eosinophile Granulozyten spielen eine wichtige Rolle bei der *Abwehr von Parasiten.* Dabei vermehren sie sich stark. Genau wie die IgE-Antikörper spielen sie bei *Allergien* eine wichtige Rolle. Bei allergischer Reaktionslage sind wesentlich mehr eosinophilen Granulozyten im Blut vorhanden und die Titer der IgE-Antikörper sind erhöht.

Daneben gibt es Granulozyten mit besonders grossen Granula, die sich durch basischen Farbstoff dunkelblau anfärben lassen. Darum nennt man sie *basophile Granulozyten.* Ihre Bläschen enthalten *Histamin* und *Heparin.* Sind Allergene (Substanzen, welche allergische Reaktionen auslösen) an IgE-Antikörper gebunden, so setzen diese aus den Granula der basophilen Granulozyten toxische Substanzen frei, wie Histamin und Heparin.

Im Blut befinden sich zudem besonders grosse Zellen mit einfachem, nicht gelapptem Zellkern. Man nennt sie *Monozyten.* Werden sie durch Entzündungsstoffe stimuliert, so wandeln sie sich in Riesenfresszellen *(Makrophagen)* um und dringen ins infizierte Gewebe ein, um die Mikroben zu fressen (phagozytieren). Soweit geschieht dies im Rahmen des angeborenen, unspezifischen Immunsystems. Doch zerlegen die Makrophagen die Mikroben und präsentieren deren Teile durch MHC-II-Moleküle an ihrer Oberfläche den dendritischen Zellen.

Genauso wie die Makrophagen, entwickeln sich die *dendritischen Zellen* aus den Monozyten des Blutes. Auch sie fressen Erreger, gehen in den nächsten Lymphknoten und stimulieren dort die adaptive Immunantwort, indem sie die Antigene des Erregers den T-Lymphozyten präsentieren. Eine einzige dendritische Zelle kann bis zu 3000 T-Zellen aktivieren. Das gesunde Funktionieren der dendritischen Zellen, ihre Fähigkeit Fremd und Eigen zu unterscheiden, ihre *Immunkompetenz*, ist entscheidend für die Immuntoleranz gegenüber körpereigenen Substanzen.

Die *T-Lymphozyten* sind nach dem Thymus benannt, einem kleinen Organ, das hinter dem Brustbein liegt. Der *Thymus* ist nur in der Kindheit aktiv und bildet sich mit der Geschlechtsreife zurück. Die *T-Helferzellen* entstehen im Knochenmark und wandern in der Kindheit in den Thymus aus. Im Erwachsenenalter übernehmen unzählige Lymphzellansammlungen im Dünndarm, die sogenannten *Peyerschen Plaques,* diese Funktion. Die Gesundheit des Milieus und der Bakterienflora im Darm ist im Erwachsenenalter für die Reifung der Immunkompetenz der T-Lymphozyten entscheidend. Reifen T-Lymphozyten mit mangelnder Immunkompetenz heran, so reagieren diese gegen körpereigenes Gewebe und entstehen *Autoimmunkrankheiten.*

Verschiedene Helferzellen werden nach den Eiweissen auf ihrer Oberfläche nummeriert. Diese „Clusters" gleicher Zellen nennt man „Clusters of Differentiation" und kürzt sie mit „CD" ab. Die T-Helferzellen wurden „Helferzellen" genannt, da sie die Immunreaktion koordinieren. Jede T-Helferzelle hat an ihrer Oberfläche einen Rezeptor, mit welchem sie ein Antigen nach dem Schlüssel-Schloss-Prinzip erkennen kann, sobald dieses durch eine dendritische Zelle präsentiert wird. Sowohl die dendritischen Zellen als auch die Makrophagen und B-Lymphozyten sind zur Präsentation von Antigenen fähig. Diese Präsentation bewirkt, dass die T-Helferzelle sich teilt und sich vermehrt. Dabei gibt sie Botenstoffe ab, die man Lymphokine nennt.

Es gibt zwei Subtypen von Th4-Helferzellen, Th1 und Th2. Die *Th1-Zellen* verstärken die zelluläre Immunantwort, während die *Th2-Zellen* die Produktion von Antikörpern stimulieren.
Zudem gibt es sogenannte *regulatorische T-Zellen*. Neben dem CD-4-Rezeptor haben diese noch andere Proteine auf ihrer Oberfläche (CD-25, Fox P-3). Ihre Aufgabe ist es, die Immunantwort zu modulieren, das heisst, dafür zu sorgen, dass sie in vernünftigem Mass abläuft. Sie verhindern ein Überschiessen der Immunreaktion gegen harmlose Antigene und sorgen für die *Immuntoleranz* gegenüber körpereigenen Strukturen. Allergie und Autoimmunität entsteht durch eine Immunschwäche dieses Systems.

Es gibt aber auch *zytotoxische T-Zellen*. Auch sie können Antigene erkennen, die ihnen präsentiert werden. Zytotoxische T-Zellen richten sich gegen körpereigene Zellen, die von einem Krankheitserreger, zum Beispiel einem Virus, befallen sind, und melden dies dem Immunsystem. Dabei spielt der *CD8-Rezeptor* eine Rolle. Wenn sich noch weitere Rezeptoren an die befallene Zelle geheftet haben, beginnt sich die zytotoxische Zelle zu vermehren. Zytotoxische T-Zellen schütten toxische Substanzen aus, welche die infizierten Zellen zerstören[5,6].

Die *B-Lymphozyten* sind nach der Bursa Fabrici benannt. Diese gibt es aber nur bei Vögeln, worin bei diesen B-Lymphozyten gebildet werden. Beim Menschen entstehen sie im Knochenmark. Wird einer B-Zelle ein Antigen präsentiert, so schütten T-Helferzellen *Lymphokine* aus, welche bewirken, dass sich die B-Zelle teilt und vermehrt. Dann wandeln sie sich teils in *antikörperproduzierende Plasmazellen*, teils in *Gedächtniszellen* um. B-Lymphozyten sind aber auch in der Lage, freie Antigene zu erkennen, ohne dass ihnen diese präsentiert werden, und dadurch sind sie fähig, die Immunreaktion selbstständig auszulösen.
Zusätzlich zu den Zellen gibt es im Blutplasma Bestandteile, welche Infektionserreger bekämpfen.

Die Antikörper

Die *Plasmazellen*, die aus den B-Lymphozyten entstehen, zirkulieren im Blut und produzieren Antikörper, welche Antigene neutralisieren, die den B-Lymphozyten präsentiert worden waren. Sie können sich gegen Bakterien, Viren, Bakterientoxine und gegen jegliche andere Fremdstoffe richten. Sie heften sich an die Substanz des Antigens und neutralisieren dieses.

Antikörper haben drei Funktionen

- Sie machen Antigene für Fresszellen besser sichtbar *(Opsonierung)*.
- Sie bilden einen *Antigen-Antikörper-Komplex*, indem sie sich an das Antigen binden. Dadurch wird das Komplementsystem der angeborenen Immunität aktiviert, das ebenfalls das Antigen für Fresszellen besser erkenntlich macht und Lockstoffe (Chemotaxine) aus den Zellen des Immunsystems freisetzt, welche Löcher in der Zellmembran des Erregers verursachen.

- Antikörper verkleben den Eindringling und bilden grosse Komplexe, sodass der Erreger inaktiviert wird.

Man unterscheidet drei Arten von Antikörpern

Die IgG-Antikörper

Sie sind am einfachsten gebaut. Ihre Eiweissmoleküle haben zwei schwere und zwei leichte Ketten. Die schweren Ketten verankern den Antigen-Antikörper-Komplex an die Oberfläche von Granulozyten. Die leichten Ketten, zusammen mit den schweren Ketten, erlauben es dem IgG-Antikörper, mehr als 100 Millionen verschiedene Antigene zu erkennen.

Die IgM-Antikörper

Sie sind grösser als IgG-Antikörper. Sie entstehen als früheste Immunantwort und dienen der Aktivierung des Komplementsystems. Deshalb gelten sie als Zeichen einer akut vorhandenen Infektion und gehen danach bald wieder zurück. IgM-Antikörper werden von B1-Zellen sezerniert, von CD20, CD27, CD43 und CD70 Lymphozyten.

Die IgA-Antikörper

Man findet sie vor allem in Schleimschichten und Flüssigkeiten, die Körperzellen aufliegen: dem Schleim der Darmschleimhaut, der Atemwege und des Urogenitalsystems. Gebildet werden sie von Plasmazellen, welche unter der Schleimhautschicht, also unter dem Epithel liegen. IgA-Antikörper binden Mikroorganismen auf den Schleimhäuten und bilden eine Art Katalog dessen, was das Immunsystem kennt und tolerieren darf. Der hohe Anteil von IgA-Antikörpern in der Muttermilch ist ein wichtiger Schutzfaktor gegen Brech- bzw. Durchfallerkrankungen des Säuglings. Im Blut machen sie rund 15 % des Antikörpergehalts aus. Die Funktion der IgA-Antikörper im Blut ist noch nicht ausreichend bekannt.

Die Reifung und Alterung des Immunsystems

Das Immunsystem des Neugeborenen und Säuglings ist unreif. Dafür ist es durch IgG-Antikörper der Mutter geschützt, die durch die Plazenta und über das Kolostrum übertragen werden, einem milchartigen Sekret der weiblichen Brustdrüsen, das vor und wenige Tage nach der Geburt abgesondert wird. Die mütterlichen Antikörper werden aber innert weniger Wochen ausgeschieden. Darum ist der Säugling in den ersten 2 Lebensmonaten besonders anfällig für Infekte. Bald produziert sein Immunsystem IgM-Antikörper. Um den 6. Lebensmonat nimmt seine eigene IgG-Produktion stark zu. Doch ist das kindliche Immunsystem erst mit 9 Monaten reif. Die Verzögerung der IgG-Produktion ist durch die verzögerte Ausreifung der T-Zellen verursacht[7]. Impfungen, und schon gar kombinierte Impfungen, vor dem 9. Lebensmonat, sind daher äusserst problematisch, da das kindliche Immunsystem gegen Impfviren nur ungenügend reagieren kann, sodass diese Hirnentzündungen und Epilepsie verursachen können.

Bis ins Jugendalter werden noch T-Lymphozyten im Thymus gebildet. Dann hat das Immunsystem die volle Reife erreicht und die Lymphozyten erlangen ihre Immunkompetenz im Dünndarm, wo sie durch den ständigen Kontakt mit Fremdsubstanzen geschult werden. 90 % werden wieder eliminiert, da sie dieses Ziel nicht erreichen. 10 % wandern in die Lymphknoten und in den ganzen Körper aus und verrichten dort ihre Arbeit. Ungefähr ab dem 60. Lebensjahr verringert sich die Bildung von T- und B-Lymphozyten. Dies kann bei Grippeinfektionen problematisch werden, da dann, nach einer Infektion oder einer Impfung, niedrigere Antikörpertiter gebildet werden. Auch sind die Immunzellen weniger aktiv. Dadurch ist nicht nur die Infektabwehr, sondern auch die Krebsabwehr bei älteren Menschen oft geschwächt. Dies ist aber sehr stark abhängig von der Ernährung. Eine rohkostreiche vegetabile Diät mit hohem Anteil an bioaktiven sekundären Pflanzenstoffen wirkt dieser Schwächung kräftig entgegen, sodass auch betagte Menschen Grippeepidemien problemlos überstehen können.

Die überschiessende Immunantwort, die Allergie

Das Wort *Allergie* entstand aus dem altgriechischen „ἡἀλλεργία = die Fremdreaktion“ und aus „ἄλλος állos = anders, fremd, eigenartig“ und aus „τὸ ἔργον to érgon = das Werk, die Arbeit, die Reaktion“. Allergie bezeichnet eine überschiessende, krankhafte Abwehrreaktion des Immunsystems gegen bestimmte, normalerweise harmlose Umweltstoffe. Diese nennt man *Allergene*. Das Immunsystem kann die Fähigkeit verlieren, auf fremde Eiweisse angemessen zu reagieren. Dabei werden die *basophilen und eosinophilen Zellen* und die in den Schleimhäuten vorhandenen *Mastzellen* aktiviert, sodass sie u.a. *Histamin* ausschütten. Dadurch entsteht bei Kontakt mit dem Antigen eine akute allergische Entzündung. Geschieht dies in weitem Umfeld, so können schwerste Symptome entstehen, bis hin zum allergischen Schock. *Allergie bedeutet Immunschwäche der regulatorischen T-Zellen*, deren Aufgabe es ist, die Immunantwort zu modulieren, das heisst, dafür zu sorgen, dass sie in vernünftigem Mass abläuft. Die regulatorischen T-Zellen verhindern, wenn man gesund ist, ein Überschiessen der Immunreaktion gegen an sich harmlose Allergene, und sorgen für die Immuntoleranz gegenüber körpereigenen Strukturen.

Man unterscheidet vier verschiedene Arten von allergischen Reaktionen

Die Typ-I-Reaktion ist eine Sofortreaktion
Rund 90 % aller allergischen Reaktionen beginnen sofort nach dem Kontakt mit dem Allergen. So verläuft zum Beispiel eine Allergie gegen Pollen, Hausstaubmilben, Nahrungsmittel, Insektengifte und Tierhaare.

Die Typ-II-Reaktion, die Reaktion vom zytotoxischen Typ
Sie kommt selten vor und entsteht, wenn Antikörper sich an bestimmte Zellstrukturen binden. Dies würde zum Beispiel geschehen, wenn eine Blutkonserve mit falscher Blutgruppe infundiert würde.

Die Typ-III-Reaktion
Sie entsteht, wenn in gewissen Geweben bereits Immunkomplexe aus Allergenen und Antikörpern vorhanden sind, zum Beispiel in der Synovia der Gelenke oder in den Blutgefässen. Dies geschieht bei der rheumatoiden Arthritis, einer allergischen Gefässentzündung (Vaskulitis) und anderen Autoimmunkrankheiten.

Die Typ-IV-Reaktion vom Spättyp
Sie ist typisch für Kontaktallergien. Zwischen dem Kontakt mit dem Allergen und dem Beginn der Entzündung, können bis zu 48 Stunden vergehen.

Theorien zu den Ursachen

Die Hygienehypothese

Sie geht davon aus, dass die Hygiene in den Industrieländern übertrieben sei, sodass das Immunsystem der Kinder zu wenig herausgefordert werde.

Die Hypothese zum Rückgang parasitärer Erkrankungen

Sie besagt, dass sich das Immunsystem vermehrt auf harmlosere Allergene konzentriere, seit die Menschen weniger von Parasiten befallen sind. Dadurch soll sich das Immunsystem mehr auf harmlosere Strukturen konzentrieren. In der Tat leiden die Menschen in Ländern mit viel parasitären Krankheiten weniger an Allergien. In den westlichen Industrieländern gibt es weniger parasitäre Krankheiten, doch wenn jemand an Parasiten leidet, bewirken diese immer einen erhöhten Titer der IgE-Antikörper und eine Verstärkung der Allergie. In Vietnam leiden Kinder mit intestinalem Wurmbefall zu 60 % seltener an einer Allergie gegen Hausstaubmilben, als diejenigen ohne Wurmbefall. Doch gibt es auch Forschungsergebnisse, welche dieser Hypothese widersprechen und dies ganz anders erklären.

Die Hypothese zur Umweltverschmutzung

Man hat festgestellt, dass Kinder seltener an Allergien litten, in deren täglichem Umfeld mehr Schmutz vorhanden ist und mehr Endotoxine nachgewiesen werden können.

Dieselrusspartikel heften sich an Blütenpollen und verstärken allergische Reaktionen. Auch hat sich die Art der Eiweisse der Haselpollen durch die Luftverschmutzung verändert, was ihr allergisches Potenzial verstärkt. Pollen der Ambrosiagräser zählen zu den stärksten Allergenen. Werden sie mit Stickoxid belastet, so wird ihre Wirkung wesentlich aggressiver. Ein Zusammenhang zwischen traditionellen Impfungen und Allergien wird offiziell verneint. Doch erzeugen die neuen, gentechnischen Impfstoffe Autoimmunkrankheiten, was zeigt, dass sie das System der regulatorischen Helferzellen schädigen, sodass zu erwarten ist, dass sie genauso allergische Reaktionen bewirken.

Andere Einflüsse

Ein hoher Vitamin-D-Spiegel soll Kinder vor Allergien schützen, während Paracetamol und Antibiotika Allergien fördern. Der Pollenflug soll sich wegen Stressreaktionen der Bäume auf die Erderwärmung oder auf Schadstoffe verstärkt haben. Auch leben in gut geheizten Häusern mehr Milben, und diese fördern allergische Reaktionen. Allergien verstärken sich durch körperlichen, psychischen oder sozialen Stress. Bezüglich genetischer Faktoren hat die Wissenschaft keine Klarheit gefunden. Hingegen reduziert längeres Stillen das Risiko eines allergischen Asthmas beim Kinde deutlich.

Trotz all dieser Einflüsse ist die Ernährung in der Schwangerschaft, während der Kindheit und im ganzen Leben, die Entscheidende Ursache. Die allgemein verbreitete Fehlernährung mit viel Fleisch, Käse und anderen Milchprodukten, Zucker, Weissmehlspeisen, industriell verkünstelter Nahrung, Kochsalz, Kaffee und Alkohol wirkt sich massiv auf das Mikrobiom des Darms aus und auf das enterale Immunsystem. Zeitlebens wird, wie schon gesagt, die Immunkompetenz der Immunzellen in fast unendlich vielen Lymphzellnestern der Darmschleimhaut geschult, deren ausgebreitete Fläche derjenigen eines Tennisfelds entspricht. Durch die Fehlernährung entsteht eine tief eingedrungene Schädigung der Darmflora, die Darmbarriere wird undicht gegen Allergene, das Immunsystem wird schwach gegen Infektionen und Krebs und seine Fähigkeit, überschiessende Reaktionen zu verhindern, leidet, sodass die Allergien und die Autoimmunkrankheiten immer häufiger werden. Zur Verhütung von Allergien ist eine laktovegetabile Vollwertkost mit hohem Rohkostanteil wirksam, und zur Ausheilung eine mehrmonatige Heildiät aus vegetabiler Frischkost, wie sie in diesem Handbuch und in unserem Bircher-Benner Handbuch Nr. 4: „Frischsäfte, Rohkost und Früchtespeisen", beschrieben ist: ein Weg, der sich lohnt.

Autoimmunität und Allergie

Wie bereits beschrieben reifen die Lymphozyten in den Peyerschen Plaques des Dünndarms zu ihrer Immunkompetenz heran. Autoimmunität entsteht, wenn durch Fehlernährung und chronische Entzündungen das Milieu im Darm krank ist, die Darmflora durch Überwucherung mit pathogenen Keimen beschädigt (Dysbiose) und die IgA-haltige Schleimschicht des Darms unvollständig ausgebildet ist. Dann können die Immunzellen nicht zu voller Kompetenz heranreifen und gelangen inkompetente Immunzellen in den Körper. Diese reagieren gegen körpereigenes Gewebe. Autoimmunität kann nicht durch Immunsuppression geheilt werden, jedoch durch eine Diät, welche das Milieu und das Mikrobiom des Darms saniert. Das Immunsystem ist genial konzipiert. Wer keine Immunsuppressive Therapie durchmacht und diese Möglichkeiten kennt, und nicht allgemein schwer krank ist, muss keine Angst haben, weder vor Infektionen durch Bakterien, Pilze oder Viren, noch vor Allergien und Autoimmunkrankheiten und kann sich bis ins hohe Alter selbst wirksam dagegen schützen.

Die Häufigkeit allergischer Krankheiten

Nach den Statistiken des Robert Koch Instituts leiden in Deutschland 20 % der Menschen an einer Allergie: 8,6 % an allergischem Asthma bronchiale, 14,8 % an Heuschnupfen, 3,5 % an Neurodermitis, 8,1 % an einem Kontaktekzem, 4,7 % an einer ausgeprägten, IgE-vermittelten Nahrungsmittelallergie und 2,8 % an einer Allergie gegen ein Insektengift. Nahrungsmittel-Unverträglichkeiten sind durch IgG-4-Antikörper vermittelt und sind heute sehr verbreitet. Ihre Häufigkeit in der Bevölkerung Deutschlands wird auf 20 % geschätzt. Die meisten Allergene lassen sich nicht beseitigen. Man kann weder Birken, Haselsträucher, noch Gräser von der Welt verbannen. Es gibt also nur die Möglichkeit, die Ursachen zu behandeln, damit die Allergie zurückgeht.

In der zweiten Hälfte des 20. Jahrhunderts stieg die Prävalenz allergischer Erkrankungen, wie Nahrungsmittelallergien, Heuschnupfen und allergisches Asthma, weltweit deutlich an. Im Jahr 1998 gaben 43 % der Erwachsenen an, irgendwann im Leben an irgendeiner oder mehreren Arten von Allergie gelitten zu haben. Dabei war ein Heuschnupfen oder ein allergisches Asthma oft mit Nahrungsmittelallergien kombiniert[8]. Ein Heuschnupfen gilt als entscheidender Risikofaktor für ein allergisches Asthma bronchiale. Es hat sich gezeigt, dass ein Heuschnupfen bereits eine allergische Entzündung in den Bronchien erzeugt, auch wenn es noch nicht zur Atemnot kommt. Als Risiko, dass aus einem Heuschnupfen ein Asthma entsteht, betrachtet man ein Zuschwellen der Nase, sodass man durch den Mund atmen muss. Dadurch wird die Luft nicht mehr gefiltert und gelangen mehr Pollen und Russpartikel in die Bronchien. Deshalb betrachten die Allergologen einen Heuschnupfen nicht als banal, sondern als Frühbote eines Asthma bronchiale[9]. Die Allergien gelten heute als Volkskrankheiten der Industrieländer mit „westlichem" Lebensstil. In Deutschland sollen rund

20 % der Erwachsenen an irgendeiner Allergie leiden, wobei die Art der Allergie ihre Häufigkeit bestimmt.

Die allergische Rhinitis („Heuschnupfen“)

Diese allergische Entzündung der Nasenschleimhaut (Rhinitis) beginnt meistens im frühen Kindesalter und vermindert die Lebensfreude und die Leistungsfähigkeit der Kinder, Jugendlichen und Erwachsenen während Jahrzehnten. Die Häufigkeit unter Kindern und Jugendlichen wird mit 15 und 30 % angegeben[10]. Bei Erwachsenen gibt es mehr Kreuzallergien. Dies bedeutet, dass IgE-Antikörper gegen verschiedene Allergene reagieren können. So können zum Beispiel IgE-Antikörper gegen Birkenpollen auch gegen Proteine der Äpfel reagieren[11]. Bei einer allergischen Rhinitis entzünden sich oft auch die Augen, die Nasennebenhöhlen oder die Bronchien, sodass Asthma entsteht. Den „Heuschnupfen“ nennt man auch Pollinose, da er durch Blütenpollen entsteht. Latinisch bedeutet Pollen „Mehl“.

Die Homöopathie ist eine reine Informationstherapie. Sie kennt Arzneien, die gegen die allergische Rhinitis auf informativem Weg gut wirksam sind. Allium cepa wird aus der Küchenzwiebel potenziert, deren Geruch beim Schneiden ähnliche Symptome erzeugt. Wenn es brennt und beisst und die Nase wässrig fliesst und die Absonderung die Haut reizt, ist diese Arznei in der zweihundertsten C-Potenz, mehrmals hintereinander genommen, gut wirksam. Sind vor allem die Augen betroffen, so ist eine zweihundertste C-Potenz von Euphrasia officinalis wirksam. Diese Arzneien kann man auch miteinander kombiniert einnehmen. Von Weleda gibt es Euphrasia D3-Augentropfen, die ebenfalls gut wirksam sind.

Das Asthma bronchiale

Asthma bedeutet altgriechisch „Atemnot und Atembeklemmung". Die Weite der feinsten Bronchien in der Lunge wird durch Reflexe gesteuert. Wird die Schleimhaut in den feinsten Bronchien durch ein Allergen gereizt, so verengen sich diese nicht nur durch Schwellung und Entzündung, sondern auch durch einen Reflex des vegetativen Nervensystems. Die Weite der feinen Bronchien wird durch die Spannung der glatten Muskelfasern der Wände der Bronchien bestimmt. Sowohl die feinsten Bronchien als auch die Wände der feinsten Arterien der Lunge enthalten β2-Rezeptoren. Bei körperlicher Anstrengung und Stress schütten die Nebennieren Adrenalin aus, das die β2-Rezeptoren stimuliert. Dadurch erweitern sich sowohl die feinen Bronchien, als auch die feinsten Arterien, sodass man freier atmen kann. Hinzu kommt, dass die innerste Zellschicht der Gefässe Stickstoffmonoxid freisetzt, das eine starke gefässerweiternde Wirkung erzeugt.

Zudem sind die Reflexe der feinsten Bronchien mit denjenigen der feinsten Gefässe verschaltet. Werden die feinsten Bronchien durch ein Allergen gereizt, so bewirken die IgE-Antikörper, dass die Mastzellen in deren Schleimhaut Histamin, Leukotriene und Bradykinine freisetzen. Diese bewirken nicht nur eine akute Entzündung der Schleimhaut, sondern auch, dass sich die Muskelfasern der Bronchialwände und der Gefässwände kontrahieren und sich nicht nur die Bronchien, sondern auch die Gefässe verengen. Hinzu kommt eine verengende Wirkung der Bronchien durch Reflexe des parasympathischen Nervensystems[12]. Leidet man an Asthma, so wird das Bronchialsystem dauerhaft überempfindlich, sodass bei jeder Reizung der Bronchialschleimhaut ein Asthmaanfall entsteht. Dabei entsteht in den Bronchien eine Schwellung der Schleimhaut und viel Schleim, und das Bronchialsystem reagiert auf verschiedenste Reize mit einer Verengung. Nach den Statistiken der WHO leiden 5 % der Erwachsenen und 7–10 % der Kinder an Asthma bronchiale. Doch unterscheidet sich die Häufigkeit in verschiedenen Regionen sehr stark. In Vietnam leiden nur 1 % der Erwachsenen an Asthma, in Australien dagegen 21,5 %, in Schweden 20,2 % und in Deutschland 7,5 %. In vielen Ländern hat die Häufigkeit jedes Jahr zugenommen, während diese Progression in den westlichen Ländern zum Stillstand gekommen ist[13].

Nicht jedes Asthma ist durch eine Allergie verursacht. So unterscheidet man allergisches (extrinsisches) Asthma von nicht-allergischem (intrinsischem) Asthma. Zu 90 % sind jedoch diese beiden Formen des Asthmas gemischt. Beim allergischen Asthma entsteht das Asthma nach dem Einatmen des Allergens durch eine Sofortreaktion vom Typ I. Doch kann es oft nach 6–12 Stunden zu einer Spätreaktion kommen. Bei Kindern ist allergisches Asthma häufiger, bei Erwachsenen die nicht-allergische Form. Rauchen Eltern in der Wohnung, so erkranken ihre Kinder wesentlich häufiger an Asthma bronchiale. Auch gibt es Unterschiede je nach der Kultur und Zivilisation der Menschen[14].

Die Steuerung der Atmung

Die Atmung wird durch das zentrale Nervensystem gesteuert im Wechselspiel zwischen verschiedenen miteinander verschalteten Gruppen von Nervenzellen. Einige Gruppen regen die Atmung an und andere hemmen sie periodisch, sodass das periodische Ein- und Ausatmen entsteht. Von diesen Gruppen von Nervenzellen gehen auch Nervenfaserzüge in das Rückenmark hinunter und innervieren Muskelgruppen für die Einatmung bzw. für das Ausatmen. Die meisten dieser Nervenzellen liegen eingebettet in die Formatio reticularis des Hirnstamms. Dort gibt es eine dorsale Gruppe von Nervenzellen im Bereich des Nucleus tractus solitarii, die das Einatmen steuert und eine ventrale Gruppe von Nervenzellen in der Nähe des Nucleus ambiguus, welche teils die Ausatmung, teils die Einatmung steuert. Zudem gibt es weitere respiratorische Nervenzellen im verlängerten Rückenmark und in den beiden obersten Rückenmarkssegmenten. Auch gibt es Gruppen von Nervenzellen, welche nach dem Einatmen eine Atempause erzeugen. Das wechselseitige Zusammenspiel all dieser Nervengruppen bewirkt die rhythmische Atmung. Während des Einatmens sind die inspiratorischen Nervenzellen aktiv und die exspiratorischen gehemmt und umgekehrt. All diese Gruppen von Nervenzellen bezeichnet man als Atemzentrum. Es hat die Aufgabe, für eine regelmässige, geordnete Atmung zu sorgen und die Frequenz und Tiefe der Atmung an den Bedarf des Organismus laufend anzupassen.

Zudem sind Dehnungsrezeptoren der Lunge an der Steuerung der Atmung beteiligt, deren Wirkungsweise noch nicht restlos geklärt ist. Während dem ruhigen Atmen entsteht immer eine kurze Atempause, währen der die Atemmuskulatur inaktiv ist, und danach erfolgt die Ausatmung passiv, indem der Brustkorb sich wieder senkt. Bei vertiefter Atmung aktivieren jedoch expiratorische Nervenzellgruppen die Muskelgruppen für ein aktives Ausatmen. Es gibt aber zu alldem chemosensible Nervenzellen, welche den Säuregehalt der Hirnflüssigkeit laufend messen und die Atmung steigern, sobald zu viel CO_2 im Blut und in der Hirnflüssigkeit vorhanden ist[15].

Die nervale und hormonelle Anpassung der Atmung

Eine Überdehnung der Lunge wird durch den sogenannte „Hering-Breuer-Reflex“ verhindert. Wird die Lunge zu leer, so bewirkt der sogenannte Head-Reflex ein sofortiges Einatmen. Die Atmung kann durch Zentren des Gehirns (die Grosshirnrinde, das limbische Systems und den Hypothalamus-Kern) angeregt werden. Dies geschieht bei körperlicher Aktivität oder bei Angst und anderen Emotionen. Zudem gibt es in der Muskulatur Rezeptoren, welche das Atemzentrum anregen und dies geschieht zudem durch Schmerzrezeptoren, die im ganzen Körper vorhanden sind. Die Stresshormone Adrenalin und Cortisol der Nebenniere und das Schilddrüsenhormon Thyroxin regen das Atemzentrum ebenfalls an, während die Druckrezeptoren der Haut es beruhigen.

Eine ganz wichtige Steuerung der Atmung bewirken Chemorezeptoren, welche den Gehalt an Sauerstoff- und Kohlensäuregehalt des Blutes sowie dessen Säuregehalt (pH) laufend messen. Der stärkste Antrieb für die Atmung entsteht, wenn der Gehalt an Kohlensäure ansteigt, während ein Abfall des Sauerstoffgehalts und des pH die Atmung weniger stark anregen als der Kohlensäuregehalt. Wir sehen, wie komplex die Atmung gesteuert wird.

Angst vertieft die Atmung. Dabei kann es vorkommen, dass wir zu tief atmen. Dann entsteht Atemnot, da wir zu viel Kohlensäure abatmen. Diese „Hyperventilation" ist nicht lebensgefährlich, aber sehr unangenehm. Man kann sie nur durchbrechen, indem man ganz bewusst sehr langsam ausatmet und womöglich die Atmung etwas pausiert, bis der CO_2-Gehalt in der Lunge ansteigt.

Zum Vorgang des Entstehens des Asthma bronchiale

Drei pathophysiologische Abläufe sind für das Asthma typisch

Die Entzündung der Bronchien
Allergene oder andere Reize lösen eine Entzündungsreaktion der Bronchialschleimhaut aus. Diese Entzündung hat eine zentrale Bedeutung. Neben Mastzellen und dem Botenstoffen, die sie ausschütten, wie Histamin, Leukotriene und Bradykinin, spielen bei der allergischen Entzündung eosinophile Granulozyten und T-Lymphozyten eine wichtige Rolle.

Die Hyperreagibilität der Bronchien
Bei den meisten Asthmatikern lässt sich eine allgemeine Überempfindlichkeit der Atemwege gegen jegliche Reize nachweisen. Dies kann durch eine Inhalation von Substanzen, welche die Atemwege reizen, getestet werden. Dazu verwendet man Methacholin oder Histamin. Auch testet man, ob die Bronchien bei körperlicher Anstrengung sich verengen, was bei Kindern oft vorkommt oder durch eine Provokation mit ganz kalter Luft. Wie diese übermässige Empfindlichkeit zustande kommt, ist noch nicht vollständig geklärt. Doch soll das Neuropeptid „Substanz P" daran beteiligt sein, das man bei Patienten mit überreagierendem Bronchialsystem nachweisen kann[16].

Die mangelnde bronchiale Reinigung (Clearance)
Die Obstruktion entsteht durch das Schleimhautödem, welches den Durchmesser der kleinsten Bronchien einengt, sowie durch Schleim und eine Verkrampfung der glatten Muskulatur der kleinsten Bronchien (Bronchospasmus). Dadurch kann sich die Lunge nicht mehr genügend reinigen, der Schleim kann nicht abfliessen und verstärkt die Schädigung bis hin zur vollständigen Verlegung des Lumens der Bronchien.

Die Symptomatik des Asthma bronchiale

Bei einem Asthmaanfall entsteht akute Luftnot (Dyspnoe). Vor allem die Ausatmung ist erschwert und beim Ausatmen hört man ein pfeifendes Geräusch (exspiratorischer Stridor). Manche Patienten husten dabei, besonders die Kinder. Kinder husten manchmal bloss hartnäckig, sodass die Diagnose oft erst spät gestellt wird. Die Patienten haben Angst und sind unruhig, haben Mühe zu sprechen und oft ist ihnen übel. Typisch für das Asthma ist, dass die Patienten zwischen den Anfällen keine Beschwerden haben.

Manche Medikamente können Asthma und Heuschnupfen verschlimmern. Dazu gehört die Acetylsalicylsäure (Aspirin®). Bei 5 % der Erwachsenen und Kinder wird das Asthma durch Aspirin verursacht, da sie auf dieses Medikament allergisch reagieren. In dieser Situation kann bei Erwachsenen bereits eine geringe Dosis von 80 mg einen lebensbedrohlichen Asthmaanfall auslösen. Dieselbe Gefahr besteht auch bei Einnahme sogenannter „nichtsteroidalen Antirheumatika", wie Ibuprofen (Brufen®, Irfen®), Diclofenac (Voltaren®) oder Indometacin (Indocid®, Indophthal®, Tilur®, Elmetacin®). Paracetamol (Acetalgin®, Dafalgan®, Tramadol®, Ben-U-Ron® u.v.a.) vertragen Asthmatiker dagegen in der Regel gut. Auch ein Röntgenkontrastmittel, ein Antibiotikum und sogar natürliche Mittel wie „Gelee Royal“, Echinacea angustifolia können Asthma auslösen. Darum ist es wichtig, sich vom Arzt beraten zu lassen, bevor man etwas Neues einnimmt. Fühlt man sich nach der Einnahme eines Medikaments oder irgend einer anderen Substanz eng in der Brust, muss man sofort mit einem Arzt Kontakt aufnehmen.

Betablocker können Asthma verursachen. Sie werden vor allem gegen Bluthochdruck und Herzinsuffizienz verschrieben, aber auch als Augentropfen gegen erhöhten Augeninnendruck. Sie sind Gegenspieler der Medikamente, welche die Bronchien erweitern. Daher verengen sie die Bronchien, sodass sich die Atemnot verschlimmert. Die weitverbreiteten ACE-Hemmer, die heute als Standardtherapie gegen Bluthochdruck gelten, können die Nebenwirkungen von Asthma-Medikamenten verstärken. Die meisten Sprays, welche Asthmatikern abgegeben werden, enthalten Kortikosteroide, um die Schleimhäute abzuschwellen. Sie bleiben nicht in den Lungen und haben bedeutende Nebenwirkungen, denn sie können Herzrasen, Zittern, Unruhe und Schlaflosigkeit verursachen. Wer an Asthma leidet, muss sich deshalb immer gut beraten lassen.

Die Diagnose des Asthma bronchiale

Die Anamnese gibt meistens schon Klarheit. Man lässt die Patienten in ein Peak-Flow-Meter blasen, welches zeigt, dass die Ausatmung behindert ist. Dieses Verfahren nennt man „Tiffeneau-Test“. Für die Diagnose hilft eine Lungenfunktionsprüfung (Spirometrie) weiter. Dabei zeigt sich, dass die Vitalkapazität (das Gesamtvolumen der ein- und ausgeatmeten Luft) und das forcierte Ausatmen während einer Sekunde verzögert ist. Das Verhältnis dieser Sekundenkapazität der Lunge zur forcierten Vitalkapazität (FEV1/FVC) bezeichnet man als „Tiffeneau-Index“. Dieser gilt als Mass für die Einengung der Atemwege. Wegen der behinderten Ausatmung sind die Lungen bei Asthma überbläht. Mit Hilfe einer Ganzkörper-Plethysmografie und der Lungenfunktionsprüfung (Spirometrie) kann man den Atemwegswiderstand und das Ausmass der Lungenüberblähung bestimmen.
Der Peak-Flow- oder Tiffenau-Test, der die maximale Menge Luft misst, die man in einer Sekunde ausatmen kann, ist meistens schon vor einem Asthmaanfall erniedrigt. Im Röntgenbild erscheint die Lunge überbläht, die Zwerchfelle stehen tief und die Silhouette des Herzens erscheint schmal. Das Elektrokardiogramm kann verschiedene Veränderungen aufweisen. Im akuten Asthmaanfall können diese vielfältig sein.

Wichtig für die Diagnose ist die allergologische Testung, um zu sehen, ob man gegen ein bestimmtes Allergen empfindlich ist oder gegen verschiedene Allergene. Geht es um Arbeitsstoffe, kann ein Provokationstest sinnvoll sein. Beim allergischen Asthma sind meistens die eosinophilen Leukozyten im Blut vermehrt und oft kann man spezifische Arten von Immunglobulin E nachweisen.

Beim allergischen Asthma ist mehr Stickstoffmonoxid in der Ausatmungsluft vorhanden. Dies kann man durch eine sogenannte „FeNO-Messung“ nachweisen und ermöglicht das Ausmass der Entzündung abzuschätzen. Wird viel Stickstoffmonoxid ausgeatmet, so gilt dies als Indikation für eine Therapie durch eine Inhalation von Kortikosteroiden[17]. Eine australische Studie wies nach, dass bei schwangeren Asthmatikerinnen ein regelmässiges FeNO-Monitoring das Risiko des Kindes, später an frühkindlichem Asthma zu erkranken, reduziert werden kann[18].

Die Schweregrade des Asthma bronchiale

Die Schweregrade des Asthma bronchiale		
Bezeichnung	Symptome	FEV1 bzw. PEF (in % des Sollwerts)
1. intermittierend	Tag: ≤ 1 × pro Woche Nacht: ≤ 2 × pro Monat	≥ 80 %
2. persistierend, leicht	Tag: < 1 × täglich Nacht: > 2 × pro Monat	≥ 80 %
3. persistierend, mittelgradig	Tag: täglich Nacht: 1 × pro Woche	60–80 %
4. persistierend, schwer	Tag: ständig Nacht: häufig	≤ 60 %

Die offizielle Therapie des Asthma bronchiale

Einerseits verordnet man Medikamente, welche die Bronchien erweitern, andererseits Kortikosteroide, um die allergische Entzündung zu unterdrücken. Diese können in der Regel als Dosieraerosole oder durch Pulverinhalatoren verabreicht werden. Eine Therapie gegen die Ursachen des Asthma bronchiale wird in der Regel nicht angestrebt.

Medizinische Massnahmen ausserhalb der Krise

Oft wird empfohlen, eine FFP3-Atemschutzmaske zu tragen und immer eine Intervall-Inhalationstherapie mit einem β2-Sympathomimetikum zur Erweiterung der Bronchien, meistens kombiniert mit einem Glukokortikoid. Ist eine Allergie nachweisbar, so muss man dafür sorgen, dass das auslösende Allergen, soweit dies möglich ist, nicht mehr vorhanden ist. Bei Bäckerasthma ist immer ein Berufswechsel notwendig. Hunde, Katzen oder andere Haustiere mit Fell muss man von sich fernhalten. Wenn das Asthma durch Milben oder Pollen ausgelöst wird, kommt eine Desensibilisierung in Betracht. Diese ist aber nur möglich, wenn man gegen nur ganz wenige Allergene allergisch ist.

Die offiziellen Richtlinien zur Therapie des Asthma bronchiale schlagen folgende Behandlungsstufen vor, je nach dem Schweregrad der Krankheit[19]:

Die Leitlinien zur Dauermedikation

Stufe 1: intermittierendes Asthma
Keine Dauermedikation notwendig.

Stufe 2: leichtgradiges Asthma
- Inhalation eines niedrig dosierten, lokal wirkenden Glukokortikoides.
- Evtl. eine zusätzliche Immunsuppression durch Einnahme eines Leukotrienrezeptor-Antagonisten, zum Beispiel Montelukast (Singular®, Lukair®), und
- bei Kindern und Jugendlichen evtl. Cromoglicinsäure (Nalcrom®) zur Stabilisierung der Mastzellen.

Stufe 3: mittelgradiges Asthma
- Entweder Inhalation eines lokal wirksamen Glukokortikoides in mittlerer Dosierung oder Inhalation eines lokal wirksamen Glukokortikoiden in niedriger Dosierung kombiniert mit der Inhalation eines lang wirksamen β2-Sympathomimetikums Salmeterol (Serevent®) oder Formoterol (Symbicort®).
- Alternativ kann zu einem inhalativ wirksamen Glukokortikoid in niedri-

ger Dosierung zusätzlich Montelukast (Singulair®) oder Theophyllin (Aminophyllin®, Unifil®) zum Einnehmen gegeben werden

Stufe 4: schweres Asthma

- Inhalation eines hoch dosierten Glukokortikoides, zusammen mit einem lang wirksamen β2-Sympathomimetikum.
- In begründeten Fällen kann das inhalierte β2-Sympathomimetikum durch Montelukast allein oder mit Theophyllin kombiniert ersetzt werden.

Stufe 5: sehr schweres Asthma

Zusätzlich zur Behandlung nach der Stufe 4:

- Einnahme eines Glukokortikoides (z. B. Prednisolon)
- oder bei Erwachsenen oder Kindern ab 12 Jahren mit schwerem, persistierendem allergischem Asthma mit erhöhter Zahl der eosinophilen weissen Blutkörperchen im Blut: ein monoklonaler Anti-IgE-Antikörper, Omalizumab (Xolair®)
- oder monoklonale Antikörper gegen Interleukin-5: Mepolizumab (Nucala®), Reslizumab (Cinquaero®) oder Benralizumab (Fasenra®).
- Als ultima ratio, wenn dies alles nicht genügt um das Asthma zu beruhigen, kommt es vor, dass eine Lungenspiegelung in Narkose vorgeschlagen wird für eine sogenannte bronchiale Thermoplastie, bei der man versucht mit hochfrequentem Strom die Dicke der Muskelschichten in den Wänden der feinen Bronchien zu reduzieren.

Diese Leitlinien zeigen deutlich die Grenzen der Wirksamkeit der symptomunterdrückenden Therapie des Asthma bronchiale. All diese Arzneien haben ihre zum Teil gefährlichen Nebenwirkungen und interagieren mit anderen Medikamenten, welche die Patienten möglicherweise sonst schon einnehmen müssen. Noch immer gibt es Patienten, welche so behandelt werden und dennoch weiterrauchen. Immer gibt es bei Asthma eine psychosomatische Teilursache, welche beim Arzt eine entsprechende Schulung, viel Zeit und Verständnis erfordert, was in der Regel nicht vorhanden ist.

Die Leitlinien zur Therapie des Asthmaanfalls

Der akute Asthmaanfall kann lebensbedrohlich sein, besonders im Extremfall, wenn er sich kaum beruhigen lässt: einem „Status asthmaticus“. Die Leitlinie empfiehlt folgendes Vorgehen:

- Sauerstoffinhalation über eine Sonde oder Maske, um eine Sauerstoffsättigung im Blut von mindestens 90 % zu erreichen und bei Schwangeren und Patienten mit Herzkrankheiten mehr als 95 %[20].
- Inhalation zur Erweiterung der Bronchien mit einem kurzwirksamen β2-Agonisten: Salbutamol (Ventolin®), Fenoterol (Berodual®) oder Terbutalin (Bricanyl®) und wenn dies nicht genügt auch subkutan oder intravenös injiziert oder als Infusion.
- Zusätzlich kann wenn nötig mit einem Vernebler eine Inhalation eines Anticholinergikum gegeben werden, zum Beispiel Ipratropiumbromid (Atrovent®) eine Inhalation von Adrenalin oder falls nötig Adrenalin oder Terbulatin (Bricanyl®) intramuskulär.
- Zur Entzündungshemmung wird die intravenöse Injektion eines Glukokortikoides empfohlen: Methyl-Prednisolon oder Prednisolon oder von Prednison rektal.
- Wenn dies noch immer nicht genügt, kann durch eine intravenöse Verabreichung von Magnesiumsulfat eine weitere Bronchodilatation erreicht werden[21].
- Wenn der Asthmaanfall auf all dies immer noch nicht genügend anspricht, wird empfohlen, zusätzlich ein Xan-

thin, zum Beispiel Theophyllin intravenös zu injizieren oder schlimmstenfalls eine Narkose mit Ketamin durchzuführen.

Asthma und Sport

Wer an Asthma bronchiale leidet, darf trotzdem sich körperlich trainieren und Sport betreiben, denn dies kann sich auf die Heilung günstig auswirken.

Zu den Ursachen des Asthma bronchiale

Wissenschaftliche Untersuchungen zu den Ursachen

Metaanalysen haben ergeben, dass Kinder, deren Eltern beide an allergischem Asthma leiden, zu 60–80 % ebenfalls an Asthma erkranken. Kinder von Eltern, die während der Schwangerschaft rauchen und sehr frühgeborene Kinder sind besonders gefährdet. Auch erhöht eine zu starke Gewichtszunahme der Mutter in der Schwangerschaft, eine antibiotische Therapie, eine Schmerztherapie mit Paracetamol oder Stress während der Schwangerschaft sowie eine Entbindung durch Kaiserschnitt das Risiko für das Kind. Nach der Geburt erhöhen schwere Atemwegsinfekte mit dem „respiratorischen Syncytial-Virus" das Risiko sowie ein Übergewicht oder eine Adipositas des Kindes. Auch erhöhen Dämpfe von Schimmelpilzen in Innenräumen das Risiko bedeutend, wie auch eine allgemeine Luftverschmutzung. Gestillte Kinder erkranken deutlich weniger häufig in ihrem späteren Leben an Asthma bronchiale. Man nimmt an, dass es auch eine vererbte Teilursache gebe, ohne dass dies genetisch geklärt werden konnte. Auf der Insel Tristan da Cunha, einer äusserst abgelegenen Inselgruppe im südlichen Atlantik, leben 243 Menschen, von denen jeder zweite an Asthma bronchiale leidet. Dies führt man auf Vererbung zurück[22].

Bei fast einem Viertel der Menschen mit Heuschnupfen entsteht nach mehr als 10 Jahren ein Asthma bronchiale. Während anfangs meistens nur ein bestimmtes Allergen verantwortlich ist, reagieren die Patienten mit der Zeit auf immer mehr Allergene, sodass es unmöglich wird, den Kontakt zu diesen zu vermeiden. Bauernkinder, deren Mütter während der Schwangerschaft ständigen Kontakt zu Tieren, Getreide und Heu haben, erkranken in ihrem Leben seltener an allergischem Asthma und seltener an Hautallergien[23].

Virusinfektionen der Atemwege gelten als die bedeutendsten Auslöser von Asthmaanfällen. Am meisten verbreitet ist das gewöhnliche Erkältungsvirus („Rhinovirus" [RV]). Dieses Virus unterscheidet sich von anderen Viren durch seine grosse Vielfalt an Genotypen, denn es gibt etwa deren 170. Es vermehrt sich besonders schnell in unseren Zellen und schafft ein entzündliches Umfeld, das die Th2-Schiene der CD-Helferzellen unseres Immunsystems negativ beeinflusst. Dieses RS-Virus ist mit allergischem Asthma assoziiert.

In den Atemwegen gibt es, genauso wie im Darm, ein Mikrobiom, bei welchem gesunde Keime krankmachende Erreger bekämpfen. Bei Menschen mit Asthma ist eine Fehlbesiedlung in den Atemwegen vorhanden. Diese bewirkt, dass die Schleimhautbarriere der Atemwege undicht wird. Dabei wird auch ungenügend Interferon gebildet. Interferone sind Proteine, die während einer Immunreaktion gebildet werden. Umweltbelastungen, ein niedriger Vitamin-D-Spiegel und ein Mangel an Omega-3-Fettsäuren in der Ernährung erhöhen das Risiko für Virusinfektionen der Atemwege. Ob Virusinfektionen Asthma verursachen oder nur Anfälle auslösen, darüber sind sich die

Wissenschaftler noch nicht einig. Das „Respiratory Syncytial Virus (RSV)“ ist der wichtigste Verursacher einer Entzündung der kleinsten Bronchien (Bronchiolitis). Nach dem 1. Lebensjahr findet man es vermehrt in den Atemwegen. Atembeschwerden, welche durch eines dieser Viren verursacht werden, sind mit späterem Asthma assoziiert. Dabei gilt das Rhinovirus (RV) des gewöhnlichen Schnupfens als Risikofaktor für ein späteres allergisches (atopisches) Asthma, während das Respiratory Syncytial Virus (RSV) eher mit einem späteren nicht-allergischen Asthma assoziiert ist. Die Inhalation mit einem Glukokortikoid verringert während einer Infektion mit dem Rhinovirus eine keuchende Atmung und reduziert die Häufigkeit von Asthmaanfällen. Palivizumab (Synagis®) ist ein monoklonaler Antikörper, der gegen das Respiratory Syncytial Virus (RSV) verwendet wird. Es wurde nachgewiesen, dass dieses Medikament ein rezidivierendes, nicht allergisches Asthma bronchiale vermindern kann[24].

Ein nicht-allergisches Asthma kann durch andere Reize verursacht werden, durch Infektionen, meist der Atemwege, durch Medikamentenunverträglichkeiten (Analgetika-Asthma), durch Betablocker oder Cholinesterasehemmer, durch Lösungsmittel, eiskalte Luft und durch Magensäure bei gastroösophagealem Reflux. Manche Zusammenhänge und Ursachen des Asthmas sind aber noch nicht geklärt. Raumsprays und sprühbare Reinigungsmittel erhöhen das Risiko eines Asthma bronchiale[25]. Aus Tierversuchen gibt es Hinweise, dass das Rauchen auch über Generationen hinweg Asthma verursachen kann[26]. Für Menschen muss dies noch bestätigt werden[27].

Nichtübertragbare Krankheiten (NCDs) und chronische Atemwegserkrankungen (CRDs) sind weltweit die Hauptursachen für die Morbidität und Mortalität der Menschen. Die neuesten Erkenntnisse stammen aus den Berichten der „Global Burden of Diseases Study (GBD)“ von 2017. Weltweit gab es 3,2 Millionen Todesfälle aufgrund von chronisch obstruktiver Lungenerkrankung (COPD) und 495 000 Todesfälle aufgrund von Asthma bronchiale. COPD war die siebthäufigste Ursache für verlorene Lebensjahre. Weltweit wurden der WHO 545 Millionen Menschen mit chronischen Atemwegserkrankungen gemeldet: etwa 50 % mit chronisch obstruktiver Lungenkrankheit (COPD) und 50 % mit Asthma bronchiale. 22,8 Millionen Menschen sind wegen Asthma bronchiale stark behindert. In Norditalien, wo die Luftverschmutzung massiv ist, leiden 9,1 % und in Mittelitalien 6,8 % der Menschen an chronisch obstruktiver Lungenkrankheit (COPD), davon 3,2 % an Asthma bronchiale. Als grösste Risikofaktoren für das Asthma bronchiale gelten das Rauchen, Übergewicht, die Belastung der Luft mit Feinstaubpartikeln aus Dieselabgasen, hohe Ozonwerte in der Luft, eine berufliche Exposition mit Feinstaub, Gasen und Dämpfen und das Passivrauchen. Bis zum Jahr 2040 wird eine starke Zunahme der obstruktiven Lungenkrankheiten vorausgesagt[28].

Das Asthma ist in den Industrieländern zur häufigsten chronischen Krankheit der Kinder geworden und auch in „Entwicklungsländern“ wird es immer häufiger. Doch gibt es grosse Unterschiede zwischen Ländern und Kontinenten. Die rasche, starke Zunahme kann nicht durch Vererbung erklärt werden. Weltweit verbringen die Menschen mehr als 80 % in Innenräumen. Als ein Grund wird die immer stärkere Isolierung der Häuser und Abdichtung der Fenster vermutet, sodass kaum mehr Frischluft in die Häuser gelangen kann. Mehrere epidemiologische Studien weisen darauf hin, dass zu dichte Fenster im Kindesalter Asthma verursachen können. Als stärkstes Innenraumrisiko gelten der Tabakrauch, die Nähe der Wohnung zu stark befahrenen Strassen und Schimmelpilze durch Feuchtigkeit im Hause. Man nimmt an, dass Hausstaubmilben und Tierhaare bei Kindern oft Asthma auslösen, doch gilt dies als noch nicht genügend nachgewiesen. Bei Renovationsarbeiten werden die Innenräume mit flüchtigen organischen Verbindungen belastet und bei Reinigungsarbeiten mit Chlordämpfen, welche die kindliche Lunge für Asthma bronchiale gefährden[29]. Offiziell gelten für das kindliche Asthma eine genetische Veranlagung, Umwelteinflüsse und epigenetischen Prägungen als Ursachen für das Asthma bronchiale. Epigenetische Prägungen sind vererbte erworbene Eigenschaften, bei denen nicht die Gensequenz, sondern die Aktivität der Gene verändert wurde. Man nimmt an, dass dies zu einer Veränderung im Immunsystem geführt habe, sodass die Th2-Helferzellen übermässig gebildet werden, welche wesentlich zu kindlichem Asthma beitragen, ist wissenschaftlich anerkannt. Ebenfalls anerkannt ist, dass die Muttermilch und gewisse frühe Infektionen des Kindes die Entwicklung der Th1-Helferzellen fördern, indem mehr entzündungshemmende Zytokine gebildet werden, welche das Kind vor Asthma schützen.

Die Wissenschaftler suchen nach Gründen, weshalb die Prävalenz des Asthma bronchiale bei Kindern und Jugendlichen in den letzten 30 Jahren dramatisch zugenommen hat. Bei Kindern gelten eine familiäre Belastung und eine Sensibilisierung gegenüber einem oder mehreren Innenraumallergenen als die wichtigsten Risikofaktoren. Manche Studien deuten darauf hin, dass die Zunahme des Asthmas Teil einer allgemeinen Zunahme atopischer Erkrankungen sei. Amerikanischen Daten deuten jedoch darauf hin, dass der Heuschnupfen bereits 1960 verbreitet war. Die Wissenschaftler halten für unwahrscheinlich, dass die beobachtete Zunahme von Milben, Küchenschaben und Haustieren dies erklären könne[30].

Die bronchiale Hyperreagibilität
Bei den meisten Asthmatikern lässt sich eine unspezifische bronchiale Hyperreaktivität (allgemeine Atemwegsüberempfindlichkeit gegen Reize) nachweisen. Die Hyperreaktivität (auch Hyperreagibilität) lässt sich oft objektivieren durch eine Inhalation von Reizsubstanzen, wie zum Beispiel Methacholin oder Histamin. Man findet sie aber bei Kindern auch oft, welche ihre Bronchien überanstrengen durch Rennen und bei anderen lässt sie sich durch eine Provokation mit Kaltluft nachweisen. Die Substanz P, ein Neuropeptid soll an der Pathogenese der bronchialen Hyperreaktivität beteiligt sein, das man in den Atemwegen nachweisen kann[31].

Die ungenügende bronchiale Reinigung (Clearance)
Obstruktion nennt man die Verengung des Lumens der Atemwege, eine Verkleinerung des verfügbaren Querschnitts in den feinen Bronchien, infolge von Schleimhautödemen vermehrter und gestörter Schleimsekretion (Hyperkrinie bzw. Dyskrinie) und von Bronchospasmen, einer Verkrampfung der glatten Muskulatur der Bronchien. Durch die Obstruktion wird die Selbstreinigung der Lunge ungenügend. Das Sekret kann nicht abfliessen und verstärkt die Schädigung der Schleimhaut bis hin zur vollständigen Verlegung feiner Bronchien, sogenannten Bronchialausgüssen.

Asthma und die Ernährung

Die drastische Zunahme der Häufigkeit des allergischen Asthma bronchiale wird heute darauf zurückgeführt, dass sich die „westlichen Ernährungsgewohnheiten“ immer mehr durchgesetzt haben. Kinder, die das Glück hatten, dass die Mutter sie stillen konnte, erkranken, wie schon gesagt, viel seltener an Asthma bronchiale. Die Muttermilch ist ein Meisterwerk der Natur. Ihre geniale Zusammensetzung haben wir in unserem Bircher-Benner Handbuch Nr. 15: „Für die Ernährung während der Schwangerschaft und Stillzeit", beschrieben. Sie enthält eine Vielzahl von Substanzen, welche eine gesunde Entwicklung des kindlichen Immunsystems und eines gesunden Mikrobioms im kindlichen Darm fördern. Dazu gehören gewisse Allergene, Zytokine, Immunglobuline, mehrfach ungesättigte Fettsäuren, Carotinoide und Chemokine. Eines dieser Zytokine, der „Transforming Growth Factor β", wirkt besonders stark modulierend auf das Immunsystem und auf die Bildung eines gesunden Milieus im kindlichen Darm. Eine gesunde Zusammensetzung der Mikroben im Darm ist für eine gesunde Reifung des kindlichen Immunsystems entscheidend. Bei Säuglingen, die in den ersten Lebenswochen mit Flaschennahrung ernährt werden, entwickelt sich eine viel kleinere Vielfalt von Bakterien im Darm und sie neigen zu Ekzemen und Asthma bronchiale.

In einer Untersuchung an übergewichtigen Menschen ist nachgewiesen worden, dass man ihr Asthma bronchiale durch intermittierendes Fasten deutlich bessern kann. Dadurch verminderten sich auch die Biomarker für Entzündungen, so der Tumornekrosefaktor α (TNF-α) und diejenigen für oxidativen Stress: so das Nitrotyrosin, 8-Isoprostan und die Carbonylproteine[32] durch das Fasten. Die CD4-Th1-Helferzellen kontrollieren das Immunsystem gegen überschiessende Reaktionen, während die CD4-Th2-Helferzellen Entzündungen anfachen. In einer Studie mit 63 Patienten wurde die Bildung der Th1-Lymphozyten durch intravenöse Injektionen mit einem TLR9-Agonisten angeregt und dies besserte ihr Asthma deutlich[33]. Eine viel einfachere, natürlich Möglichkeit, die Th1-Schiene der CD4-Helferzellen, welche gegen Allergien wirksam sind, anzuregen, ist die tägliche Einnahme von mindestens 5 Esslöffel kalt gepresstem Leinöl. Dieses enthält rund 60 % Linolsäure, und diese wird im Stoffwechsel in die beiden wirksamen Omega-3-Fettsäuren umgewandelt, die Eicosapentaensäure (EPA) und die Docosahexaensäure (DHA). Das Leinöl enthält im Gegensatz zu fetten Fischen, in denen diese beiden Fettsäuren direkt vorhanden sind, kein Quecksilber und nicht die Toxine der leider heute sehr verschmutzten Meere, und auch nicht die Antibiotika aus Fischzuchtteichen. Kalt gepresstes Leinöl ist, wenn es nicht ranzig ist, praktisch geschmacklos und kann in das Birchermüesli und in die Salatsauce gegeben werden.

Als Ballaststoffe bezeichnet man die Zellulosehaltigen Bestandteile der pflanzlichen Nahrungsmittel. Heute ist wissenschaftlich anerkannt, dass eine ballaststoffreiche Ernährung allergisches Asthma bessert. Die Ballaststoffe werden durch Darmbakterien zu kurzkettigen Fettsäuren abgebaut, welche das Milieu im Darm und dessen Besiedlung bessern, und dies wirkt sich auf die Blutbildung und die Schleimhäute der Atemwege günstig aus[34]. Dem entspricht die Tatsache, dass die Allergien in der Bevölkerung mit zunehmendem Ersatz ballaststoffreicher Nahrung durch freie Kohlenhydrate, wie Zucker, Weissmehlspeisen sowie durch Fette und zu viel tierisches Eiweiss, jedes Jahr häufiger geworden sind. Auch ist heute wissenschaftlich anerkannt, dass eine pflanzenbasierte Ernährung vor Asthma bronchiale schützt, dass eine Ernährung mit viel Obst und Gemüse und eine starke Reduktion tierischer Nahrung sowie eine Reduktion des Körpergewichts das Risiko an Asthma bronchiale zu erkranken deutlich vermindert, und dass dies dessen Verlauf bessert. Diese Wirkung wird dem Gehalt an entzündungshemmenden, antioxidativen und immunmodulierenden sekundären Pflanzenstoffen („Phytochemicals") des Obsts und des Gemüses zugeschrieben[35].

Der Einfluss der Ernährung auf das Asthmarisiko wurde vor allem in epidemiologischen Studien untersucht, während es erst wenige Interventionsstudien dazu gibt. Noch widersprechen sich die Resultate teilweise zu einer Ernährung mit viel Obst und Gemüse, Antioxidantien, Omega-3-Fettsäuren und Ballaststoffen und einer Mittelmeerdiät. Mehrere Studien beweisen jedoch, dass diese Diäten das Asthmarisiko verringern, ganz besonders für kleine Kinder, und dass sie sich auf den Verlauf der Krankheit positiv auswirken, während eine typisch „westliche" Ernährung mit viel gesättigten Fetten, raffiniertem Getreide und Zucker die Entzündung in den Bronchien fördert und ein Asthma bronchiale deutlich verschlechtert.

Eine Adipositas verstärkte in einem Tierversuch mit Mäusen den Transport eosinophiler Zellen vom Knochenmark zum Lungengewebe und verzögerte ihren Durchtritt durch die Bronchialschleimhaut ins Innere. Diese eosinophilen Allergiezellen verbleiben also länger in der Wand der Bronchien, verbunden mit einer Überproduktion von Zytokinen, welche Lymphozyten anlocken und die Entzündung anfachen. In einem weiteren Tierversuch wurde gezeigt, dass bei Mäusen das Eiweiss von Eiern Asthma provozieren kann[36]. An stark übergewichtigen Mäusen wurde zudem nachgewiesen, dass der Signalweg des Insulins durch Nitroxygen (NO), also durch oxidativen Stress, gestört wird und dass dies durch Resveratrol aus Früchten und Gemüsen gebessert werden kann. Die Forscher postulieren, dass dies auch beim Menschen so sei, sodass eine Ernährung mit viel Resveratrol und anderen Polyphenolen aus Früchten und Gemüsen das Asthma bronchiale fettleibiger Menschen bessern könne[37].

Besonders gefährdet für Asthma sind adipöse Kinder. Die Adipositas bewirkt Entzündungen durch ein Überwiegen der CD4-Th2-Helferzellen. Diese produzieren Zytokine und diese fachen Entzündungen an. Hinzu kommt, dass bei adipösen Kleinkindern ein ungünstiges Verhältnis der Grösse der Bronchien zu den Lungen entsteht. Dies nennt man „Dysanapsis". Auch bei Kindern bewirkt die Adipositas eine Resistenz gegen das Insulin und gegen das Fettgewebshormon Leptin, welches ohne Resistenz den Appetit zügeln würde. Diese Resistenzen sind mit kindlichem Asthma bronchiale assoziiert[38]. Wie genau die Adipositas das Asthmarisiko erhöht, ist noch nicht vollständig klar geworden, jedoch ist wissenschaftlich anerkannt, dass viel Fett, Zucker und minderwertige Nährstoffe den chronischen Entzündungszustand der Bronchien verstärkt[39].

An Kindern wurde nachgewiesen, dass ein hoher Salzkonsum die Überreagibilität der Bronchien verstärkt[40]. In Indien wurde festgestellt, dass Asthmatiker viel mehr Fast Food, gesalzene Snacks, frittierte Snacks, Fette, Öle, Zucker mit kohlensäurehaltigen Getränke essen als Menschen ohne Asthma bronchiale[41]. Für Frauen, die an Asthma leiden, ist es ganz wichtig, dass sie ihre Ernährung schon verbessern, bevor sie eine Schwangerschaft planen, und zwar so, dass sie sich mit weniger gesättigten Fetten, Zucker, Weissmehlspeisen und Fertigprodukten ernähren[42]. Die ideale Ernährung während der Schwangerschaft und Stillzeit ist in unserem Bircher-Benner Handbuch Nr. 15 beschrieben. Sie ist auch für Frauen mit Asthma bronchiale die ideale Diät.

In der sogenannten „Eden Kohort-Studie" wurden 1140 Mütter mit ihren Kindern befragt. Dabei zeigte sich, dass diejenigen Kinder, deren Mütter vor und während der Schwangerschaft sich mit viel rohem Gemüse ernährten, viel weniger an Heuschnupfen, Asthma bronchiale und atopischem Ekzem erkrankten als Kinder von Müttern mit viel Fleisch in ihrer Nahrung während der Schwangerschaft[43].

35 Patienten, die seit durchschnittlich 12 Jahren an Asthma bronchiale litten und die alle Langzeitmedikamente erhielten, 20 unter ihnen auch Kortison, erhielten während eines Jahres eine strikt vegane Diät. Fast alle Patienten konnten alle Medikamente absetzen oder sie drastisch reduzieren. Die Symptome des Asthmas gingen bei allen deutlich zurück. Bei 71 % erschien schon nach 4 Monaten eine deutliche Besserung und bei 92 % nach 1 Jahr. Die Vitalkapazität, das Volumen der forcierten Exspiration (Tiffenau-Test) und die körperliche Arbeitskapazität besserten sich bei allen signifikant, wie auch die Werte für das Haptoglobin, IgM, IgE, das Cholesterin und die Triglyceride im Blut[44]. Eine Befragungsstudie zur Ernährung wurde mit 1934 Jugendlichen und ihren Eltern durchgeführt. Die Resultate zeigten, dass diejenigen, deren Ernährung viel Obst enthielt, viel weniger an Asthma bronchiale litten[45].

In Japan wurden 437 Patienten mit stabilem Asthma bronchiale untersucht. Bei denjenigen, deren Anteil an pflanzlicher Rohkost in der Ernährung hoch war und die sich regelmässig bewegten, war das Asthma viel besser kontrollierbar[46]. Die Zitrusflavonoide Querzetin und Tangeretin modulieren das Immunsystem gegen überschiessende und allergische Reaktionen und zwar auch in den Atemwegen. Eine wissenschaftliche Arbeit untersuchte die antiasthmatische Wirkung von Querzetin auf die Lungen neugeborener, asthmatischer Ratten. Deren Atemwege und Blutgefässe waren deutlich verengt und sie hatten alle Infiltrate mit eosinophilen Zellen in den Lungen. Durch die Behandlung mit Quercetin gingen die Entzündung und die Eosinophilen-Infiltration stark zurück, wie auch alle Entzündungsmarker. Die Forscher vermuten, dass diese antiasthmatische Wirkung auch auf den Menschen zutrifft[47]. Viel Querzetin enthalten Kapern (1800 mg/kg), Liebstöckel (1700 mg/kg), Äpfel, Zwiebeln (besonders in den äussersten Ringen), rote Trauben, Zitrusfrüchte, Brokkoli und andere grüne Blattgemüse, Kirschen, Himbeeren und Heidelbeeren (158 mg/kg Frischgewicht). Besonders viel Tangeretin enthalten alle Zitrusfrüchte.

Unsere jahrzehntelange Erfahrung hat gezeigt, dass das allergische Asthma bronchiale durch eine Heildiät aus veganer Pflanzenkost mit hohem Rohkostanteil von mehreren Monaten in aller Regel geheilt werden kann. Wir haben bei den Patienten immer eine allergologische Testung der IgG-4-Antikörper gegen 264 Nahrungsmittel durchgeführt. Diejenigen Nahrungsmittel mit hohem Titer musste man 1 ½ Jahre ganz weglassen, die mit ¾ Reaktion 1 Jahr, diejenigen mit ½ Reaktion ¾ Jahre lang und diejenigen mit ¼ Reaktion während der ersten drei Monate der Diät. Dann konnte man sie nach und nach vorsichtig wieder einführen. Die Bedingung dafür, dass das Asthma nicht wiederkehrt, ist aber, dass man nach der Rohkostdiät sich über etwa 3 Jahre lang mit einer veganen Vollwertkost mit ¾ Rohkostanteil ernährt, und erst danach vorsichtig und nur wenige gesäuerte Milchprodukte hinzufügt, um mit unserer vegetarischen Vollwertkost gesund zu bleiben. Allerdings muss man ergänzen, dass wir die Patienten immer auch gleichzeitig homöopathisch behandelt haben.

Die homöopathische Therapie des Asthma bronchiale

Die Homöopathie ist eine reine Informationstherapie. Wie in der Informatik, entsteht die Wirkung immateriell, das heisst, auf rein informativem Weg. Die Homöopathie wurde vor mehr als 200 Jahren vom genialen deutschen Arzt Samuel Hahnemann entdeckt und systematisch erforscht. Damals kannte man die Loschmidt'sche Zahl noch nicht. Man wusste also noch nicht, ab welcher Verdünnung eine Lösung keine Materie mehr enthält und doch vermutete Hahnemann bereits, dass die Wirkung hoher Potenzen nicht durch Materie, sondern durch rein immaterielle Information zustande kommt. Er entdeckte den homöopathischen Weg bei der Therapie der Malaria, indem er beobachtete, dass das damals angewandte Chinin bei Gesunden periodische Fieberschübe erzeugte, welche denjenigen der Malaria entsprachen, und dass diese durch Chinin zurückgingen. Da er mit den starken Nebenwirkungen des Chinins nicht zufrieden war, begann er zu erforschen, ob und bis zu welchem Grad einer Verdünnung und Aufschüttelung die Arznei noch wirksam sei. Dabei zeigte sich, dass die Wirkung der Arznei immer stärker wurde, je höher diese „Potenzierung“ war, und die Nebenwirkungen geringer wurden. Er entdeckte, dass die potenzierte Arznei auch bei gesunden Menschen vorübergehende Veränderungen bewirkte, und erforschte diese systematisch in Versuchen mit möglichst vielen freiwilligen gesunden Personen. Die Probanden notierten sorgsam alle körperlichen und seelischen Veränderungen, die sie nach der Einnahme beobachten konnten, ohne zu erfahren, welche Arznei sie erhalten hatten. Diejenigen Symptome, welche bei allen oder bei den meisten Probanden entstanden, wurden zu einem Arzneibild zusammengefasst. Soll die Arznei wirken, so müssen die Symptome, die man aus der Arzneimittelprüfung entnommen hat, mit denjenigen des Patienten möglichst exakt übereinstimmen. Seither wurde die Homöopathie weltweit weiterentwickelt. Sie hat sich als äusserst wirksam erwiesen, unter der Voraussetzung, dass die Symptomatik des Patienten mit derjenigen des „Arzneibildes“, das die Arznei beim Gesunden erzeugt, exakt übereinstimmt.

Beim Asthma bronchiale ist die gestörte Regulation des Bronchialsystems von grosser Bedeutung, wie auch das seelische Befinden und die Ängste des Patienten. Dies sind alles keine materiellen, sondern rein informative Phänomene, welche bei korrekter Wahl der Arznei wirksam beeinflusst werden können.

Unter einem „Etagenwechsel“ versteht man eine Symptomverschiebung. So kann ein Heuschnupfen, der zwar lästig aber nicht bedrohlich ist, vom Nasen-Rachen-Raum in die Lunge „herunterwandern“ und ein allergisches Asthma auslösen. Die Krankheit erreicht eine tiefere und bedrohlichere Ebene. Die Patienten leiden dann teilweise massiv unter akuter Luftnot. Man muss dazu sagen, dass ein akuter Asthma-Anfall auch heute noch tödlich enden kann, auch heutzutage sterben also Menschen an ihrem Asthma. Das ist eine Tatsache, die häufig von Patienten aber auch von der Allgemeinheit nicht wahrgenommen wird.

Bei einer homöopathischen Behandlung des Asthma bronchiale erscheinen manchmal die Symptome in umgekehrter Reihenfolge wieder, bis zur Heilung. Wenn das Asthma besser wird, erscheint gelegentlich der Heuschnupfen wieder, auch frühere Hauterscheinungen kommen manchmal vorübergehend wieder zurück. Das wird von vielen als unangenehmer empfunden als die lediglich gelegentlich auftretende Luftnot. Dabei berücksichtigen sie nicht, dass das Asthma sie vital gefährdet und dass sie eine chronisch entzündliche Lungenerkrankung haben, die auf die Dauer und mit steigendem Alter ihre Lebensqualität immer mehr einschränken wird. Der homöopathisch arbeitende Arzt oder Heilpraktiker benötigt oft viel Erfahrung und psychologisches Verständnis, um den Patienten auf dem richtigen Weg begleiten zu können.

Zum Etagenwechsel

Wir haben gesehen, dass eine allergische Rhinitis mit der Zeit die „Etage“ wechselt, indem sie tiefer eindringt, bis in die Bronchien, bis zum Asthma bronchiale. Die Allergologen nennen dies einen *Etagenwechsel*. Viele Patienten, die an atopischem Ekzem (Neurodermitis) leiden, entwickeln bei unterdrückender Behandlung mit Kortikosteroiden ein Asthma bronchiale. Oft wurde die Haut durch die symptomunterdrückende Behandlung vorübergehend besser und verlagerte sich die Symptomatik in die Bronchien. Der erfahrene Arzt beobachtet nicht selten, dass bei langdauernder, die Symptome unterdrückender Therapie des Asthmas ein weiterer „Etagenwechsel“ entsteht, indem die Krankheit tiefer eindringt, sodass eine chronisch entzündliche Darmkrankheit oder eine seelische Krankheit entsteht. In dieser Situation beobachtet man oft, dass bei korrekter Wahl der homöopathischen Arznei sich der Etagenwechsel umkehrt, indem das Asthma und die Ekzeme vorübergehend wieder in Erscheinung treten, bis das ganze Krankheitsbild ausgeheilt ist.

Die dauerhafte Ausheilung eines allergischen Asthmas ist aber allein mit der Homöopathie in der Regel nicht möglich. Die Basis muss immer die Diätetik und die Lebensordnung sein. Die Homöopathie kann aber dazu beitragen, epigenetisch vererbte Teilursachen des Asthma bronchiale auszuheilen. Damit leistet sie einen ganz wesentlichen Beitrag für eine dauerhafte Heilung. Die Arznei muss immer im Rahmen einer sorgfältigen homöopathische Anamnese durch ganz sorgfältiges Zuhören und Beobachten erfolgen. Trotzdem geben wir hier ein paar Hinweise auf besonders häufig indizierte Arzneien.

Arsenicum album
Das führende Symptom dieser Arznei ist Todesangst, die sich gegen die Mitternacht steigert. Die Atmung keucht beim Ausatmen, der Kranke muss sich aufsetzen, um noch einigermassen Luft zu bekommen. Das Asthma ist von grosser Unruhe und Angst begleitet, einer Angst zu ersticken.

Antimonium tartaricum
Die tiefen Atemwege sind durch viel Bronchialsekret verstopft, sodass das Abhusten nicht gelingt und eine bedrohliche Schwäche entsteht. Dar Arzt nennt dies „Bronchiolotis“. Die Atmung klingt rasselnd und giemend. Man muss sich aufsetzen, um das Gefühl der Last auf der Brust zu lindern.

Ipecacuanha
Das führende Symptom dieser Arznei ist eine Übelkeit, die sich bis zum Würgen oder Erbrechen steigern kann. Die Atemnot geht mit starkem Keuchen beim Ausatmen einher, als Zeichen der Verengung der kleinsten innersten Bronchien in der Lunge.

Carbo vegetabilis
Diese Arznei ist angezeigt, wenn ein ganz schlimmer Zustand entstanden ist, eine unmittelbare Gefahr zu sterben. Der Patient leidet unter enormer Schwäche und es bilden sich Gase im Bauch und den Atemwegen. Ein Aufstossen und ein Blähungsabgang erleichtert etwas und der Kranke hat ein starkes Verlangen nach frischer Luft.

Lachesis
Typisch ist ein Erstickungsgefühl durch Zusammenschnüren im Hals oder in den Bronchien – man kann nichts Enges am Hals und am Körper ertragen. Man möchte ganz tief durchatmen und kann nicht. Das Asthma verschlechtert sich oft abends beim Hinlegen oder beim Einschlafen oder morgens beim Erwachen. Man hat

ein starkes Verlangen nach frischer kühler Luft, obschon man unter innerer Hitze leidet. Das Gesicht und die Lippen sind bläulich-rötlich verfärbt.

Sambucus niger
Diese Arznei ist oft angezeigt, wenn ein Kind mit Asthma um Mitternacht erwacht, mit Erstickungsgefühl, Husten und bläulichem Gesicht, begleitet von starkem Schwitzen, besonders nach dem Erwachen.

Die Neuraltherapie

Bei allergischer Disposition und Asthma bronchiale liegt oft eine Belastung des Organismus durch Infektionsherde oder anderer Störfelder vor. Bei Erwachsenen findet man oft chronische Infektionsherde in Zahnwurzeln, bei Kindern in den Gaumen- oder Rachenmandeln. Auch können Narben die Regulation des Körpers stören. Bei kleineren Kindern ist die Neuraltherapie leider nicht möglich, doch können ihre vergrösserten und beherdeten Mandeln zuverlässig homöopathisch und diätetisch ausgeheilt werden, sodass sie nicht entfernt werden müssen. Beim Asthma Jugendlicher und Erwachsener Menschen kann die Neuraltherapie hervorragendes Leisten, so auch beim Lungenemphysem, das man heute „Chronic Obstruktive Pulmonary Disease (COPD)“ nennt. Dort wo die Rippenknorpel am Brustbein ansetzen, befinden sich Reflexstellen der Bronchien. Bei COPD oder Asthma bronchiale sind diese Stellen immer gereizt und sehr druckempfindlich. Der Internist nennt dies ein „Tietze-Syndrom“. Gleichzeitig findet man rechts und links der Brustwirbelsäule starke Irritationen, die zu den Rückenmarks-Segmenten gehören, welche die Lungen und das Herz versorgen. Sie gehören zu den 3.–5. Brustwirbelsegmenten. Der in Neuraltherapie erfahrene Arzt kann all diese Irritationen mit 1%igem Procain, einem Lokalanästhetikum, ganz sorgsam infiltrieren und dadurch den Teufelskreis der fehlgesteuerten Regulation des bronchialen Systems unterbrechen. Dadurch behebt man die bronchiale Hyperreagibilität. Diese Wirkung hält lange an und die Patienten können über längere Zeit wieder frei atmen. Dies ist eine wunderbare Methode, da es sich gezeigt hat, dass sie auch bei an sonst therapieresistentem chronischem Lungenemphysem (COPD) wirksam ist.

Das allergische Kontaktekzem

Dieses Ekzem der Haut entsteht durch eine allergische Reaktion vom Typ IV, eine verzögerte Immunreaktion, als Antwort auf ein von aussen einwirkendes Kontaktallergen. Dies ist lästig, wenn auch nicht lebensgefährlich. Der Dermatologe sucht mit Hauttesten, einer Epicutantestung, nach dem auslösenden Allergen. Wenn es gelingt, das Allergen konsequent zu meiden, heilt das Ekzem allmählich aus. Geschieht dies nicht, so erscheint es immer wieder und wird chronisch. Kontaktekzeme sind relativ häufig. Etwa 15 % der Menschen leiden irgendwann in ihrem Leben daran[48].

Kontaktallergene sind kleine Moleküle, die chemisch mit Proteinen der Haut reagieren. Das Immunsystem erkennt nur ein Bruchstück davon und reagiert gegen dieses.

Die Kontaktallergie entsteht in zwei Schritten: Zuerst entsteht eine „Sensibilisierungsphase", die noch ohne Symptome verläuft und danach eine „Auslösephase", bei der sich die Haut entzündet. Die Zahl der Kontaktallergene ist gross. Es sind sowohl künstliche Verbindungen, als auch Naturstoffe, zum Beispiel Inhaltsstoffe von Pflanzen. Ein Jeder kann gegen ein Kontaktallergen sensibel werden, denn die Art der Immunreaktion entspricht weitgehend derjenigen der Infektabwehr. Bei der Sensibilisierung werden in den Lymphknoten spezifische T-Zellen aktiviert. Diese vermehren sich und wenn sie wieder einmal mit demselben Allergen in Berührung kommen, werden sie sofort wieder aktiviert. Diese T-Zellen zirkulieren durch den Organismus und dringen in die Haut ein, für welche sie eine besondere Affinität haben.

Das Ekzem entsteht erst bei erneutem Kontakt dieser T-Zellen mit dem Allergen, denn diese setzen immunologische Botenstoffe frei, welche die Entzündung anfachen. Die allergische Hautreaktion erscheint erst 2–3 Tage nach dem zweiten Kontakt mit dem Allergen. Deshalb nennt man dies eine allergische Reaktion vom Spättyp oder eine Typ IV Reaktion. Da sich die sensibilisierten T-Zellen überall in der Haut befinden, kann ein Kontaktekzem bei erneutem Kontakt mit dem Allergen an jeglicher Stelle der Haut entstehen und zwar noch viele Jahre nach der ersten Sensibilisierung[49].

Beim Kontaktekzem werden meistens alle Stadien der typischen Ekzemreaktion durchlaufen, ausgehend von Bläschen, einer nässenden Rötung, bis hin zur trockenen Schuppung. Besteht dies über lange Zeit, so vergröbert sich das Relief der Haut. Die Haut wird ledrig verdickt, was man Lichenifikation nennt, verhornt übermässig (Hyperkeratose) und es entstehen schmerzhafte Risse. Man sucht das schuldige Allergen, indem man was in Frage kommt stark verdünnt, auf kleine Heftpflaster gibt und während 24 Stunden auf den Rücken klebt. Der Arzt nennt dies „Epicutantest".

Die Therapie und Prognose des allergischen Kontaktekzems

Meistens ist es möglich, das schuldige Allergen konsequent zu meiden. Der Arzt verordnet ein Glukokortikoid zum lokal Auftragen und nur selten dessen Einnahme bei sehr schwerem Verlauf. Heilt es nicht rasch ab, so hat man das Allergen nicht gefunden. Erscheint es immer wieder, so kann es sein, dass es sich um eine Mischform mit einem irritativen oder einem atopischen Ekzem handelt. Sobald ein Ekzem nässt, ist es mit Sicherheit infiziert und zwar in der Regel mit dem Bakterium Staphylokokkus aureus und muss antibiotisch behandelt werden, bis es nicht mehr nässt. Dafür ist eine Salbe mit Fusidinsäure geeignet, da dieses Antibiotikum die natürliche Flora der Haut am wenigsten schädigt. Die Sensibilisierung bleibt in der Regel lebenslang bestehen, denn die Immunzellen behalten das Allergen in ihrem Gedächtnis. Eine Desensibilisierung, wie gegen Allergene des Heuschnupfens, ist nicht möglich. Allergene, denen Friseure, Zahntechniker, Metall- oder Bauarbeiter ausgesetzt sind, können nicht gemieden werden, sodass eine Umschulung notwendig wird. Der Arzt muss aber immer daran denken, dass es sich auch um ein toxisches Kontaktekzem handeln könnte, verursacht durch Giftstoffe und nicht durch eine allergische Reaktion.

Allergische Reaktionen bei anderen Hautkrankheiten und der rheumatoiden Arthritis

Beim atopischen Ekzem (Neurodermitis), bei der Schuppenflechte (Psoriasis), bei der Weissfleckenkrankheit (Vitiligo), der Rosazea und dem allergischen Nesselfieber (Uritcaria) spielen Nahrungsmittelallergien und komplexe allergische Reaktionen eine bedeutende Rolle. Die Therapie und Heilung dieser Krankheiten wurde in unserem Bircher-Benner Handbuch Nr.21: „Für Hautkranke", eingehend beschrieben. Bei diesen Krankheiten spielen Übergänge allergischer Reaktionen zu Autoimmunreaktionen eine bedeutende Rolle. Bei der rheumatoiden Arthritis ist die allergische Reaktion vom Typ III von Bedeutung, bei der sich Allergene mit Antikörpern zu Immunkomplexen verbinden und sich in den Gelenken ablagern, sodass gewisse Allergene der Nahrung die Entzündung immer wieder anfachen, solange das Milieu und das Mikrobiom im Darm nicht geheilt ist. Die Therapie der entzündlichen rheumatischen Krankheiten ist in unserem Bircher-Benner Handbuch Nr.10: „Für Rheuma und Arthritiskranke", eingehend beschrieben, und auch der Weg zur Heilung dieser Gelenksentzündungen.

Nahrungsmittelallergien und das „Leaky-gut-Syndrome"

Die Nahrungsmittelallergien sind in unserem Bircher-Benner Handbuch Nr. 14: „Für Magen-Darmkranke", behandelt. Wenn Nahrungsmittel nicht vertragen werden, so erzeugen die Immunzellen im Darm IgG-4-Antikörper dagegen. In diesem Stadium entsteht meistens noch kein Durchfall, oft aber eine Enddarmentzündung (Proktitis) mit Hämorrhoiden und Abgang von teils unverdauten Nahrungsresten im Stuhl. Oft bemerkt man nach einer Mahlzeit mit unverträglichen Dingen eine ausgeprägte Müdigkeit während 1–2 Stunden. In diesem Stadium ist die Darmbarriere meistens nicht mehr dicht, sodass Allergene es leicht haben, ins Blut einzudringen und andernorts im Körper allergische Reaktionen zu verursachen. Darum lohnt sich bei allen allergischen Krankheiten eine Testung des Blutserums auf IgG-4-Antikörper. Mit einer Blutentnahme von 10 ml kann man die IgG-4-Antikörper gegen mehr als 250 Nahrungsmittel testen lassen. Dann ist es wichtig, unsere Diät durchzuführen und dabei Nahrungsmittel mit voller Reaktion während 1 ½ Jahren wegzulassen, diejenigen mit 2/3 Reaktion während eines Jahres, diejenigen mit ½ Reaktion während ½ Jahres und diejenigen mit ¼ Reaktion während 3 Monaten. Dadurch beruhigt sich das Immunsystem im Darm, sodass nach dieser Zeit diese Nahrungsmittel vorsichtig, eines um das andere wieder eingeführt werden können, jedoch immer nur im Rahmen unserer Diät. Stark ausgeprägte Nahrungsmittelallergien erzeugen starken Durchfall und erhöhte Antikörpertiter vom IgE-Typ. Allergologen suchen leider oft nur nach IgE-Antikörpern, sodass sie Nahrungsmittelunverträglichkeiten immunologisch nicht bestätigen können.

Die Symbioselenkung

Man kann die Wirkung der Diät mit einer sogenannten probiotischen Therapie unterstützen, indem man zuerst Autolysate von gesunden Darmbakterien einnimmt. Geeignete Präparate hierfür sind: Prosymbioflor®, Symbioflor® und Lactoferment®. Damit führt man dem Darm abgetötete (autolysierte) Bakterien von Enterococcus faecalis, Escherichia coli und Lactobazillen zu. Nimmt man sogleich Präparate mit lebendigen Bakterien ein, so gehen diese meistens nicht an, da das Immunsystem vorerst wieder lernen muss, sie anhand eines Autolysates zu tolerieren. Nach drei Monaten Therapie mit Autolysaten kann man die Regeneration einer gesunden Darmflora mit einem Präparat aus lebendigen Bakterien unterstützen, mit Lactobazillen oder zum Beispiel mit Mutaflor, das lebendige Escherichia coli vom Stamm NISSLE 1917 enthält.

Autoimmunkrankheiten

Zur Ursache von Autoimmunkrankheiten

Der erste Forscher, der den Unterschied zwischen „selbst" und „fremd" erkannte, war der deutsche Mikrobiologe Paul Ehrlich. Um das Jahr 1900 wollte er ursprünglich herausfinden, was mit Blut, das nach einer inneren Blutung im Körper zurückbleibt, geschieht. Daher unternahm er einen Versuch, indem er Ziegen Schafsblut injizierte. Dabei war er erstaunt, dass das Immunsystem der Ziege die fremden Blutzellen sogleich vernichtete.
Später führte er denselben Versuch mit artgleichen Tieren durch und da geschah dasselbe. Das Immunsystem wehrte sich also konsequent gegen die fremden Blutzellen.

Erst als er aber eine Ziege mit ihrem eigenen Blut behandelte, wurden die Blutzellen nicht zerstört. So erkannte er, dass das Immunsystem in der Lage ist, körperfremd und körpereigen zu unterscheiden. Ehrlich formulierte aus diesen Experimenten das biologische Prinzip des „Horror autotoxicus", was „Furcht vor Selbstzerstörung" bedeutet, wonach gegen den eigenen Körper keine Immunreaktionen auftreten, weil dies mit dem Leben nicht vereinbar wäre. Doch wurde die Existenz von Autoimmunerkrankungen erst Jahrzehnte später anerkannt.

Jede der etwa 15 Billionen Zellen unseres Körpers besitzt auf ihrer Oberfläche Eigenschaften, welche wie ein Mitgliedsausweis den Immunzellen zeigen, dass sie nicht angegriffen werden soll. Diese nennt man HL-Antigene. Diese untersucht man vor einer Organtransplantation durch eine sogenannte „HLA-Typisierung", um ein Spenderorgan auswählen zu können, das möglichst wenig abgestossen wird. Diese Verträglichkeit nennt man „Histokompatibilität". Wenn Gewebe degeneriert oder inkompetente Immunzellen in den Körper gelangen, so reagieren Immunzellen gegen körpereigene Zellen. Im weiteren Sinn bezeichnet man auch Immunreaktionen gegen gesunde Darmbakterien des Mikrobioms als Autoimmunreaktion. Bei Autoimmunreaktionen können Immunkomplexe entstehen, welche Entzündungen anfachen oder körpereigene Immunzellen können auf Rezeptoren einwirken, sodass diese aktiviert oder blockiert werden.

In den Ländern mit „westlicher Zivilisation" sind die Autoimmunkrankheiten in den letzten Jahrzehnten immer häufiger geworden, sodass heute zwischen 5 und 10 % der Menschen daran leiden. Zu den häufigsten Autoimmunkrankheiten zählt man die Schuppenflechte (Psoriasis), die rheumatoide Arthritis, den Typ-I-Diabetes, die Multiple Sklerose, den Morbus Crohn und die autoimmunen Schilddrüsenentzündungen (Morbus Basedow und Hashimoto)[50]. Von vielen Autoimmunkrankheiten sind Frauen stärker betroffen als Männer[51,52]. Die Ursache der meisten Autoimmunerkrankungen gilt offiziell als unzureichend geklärt und sie gelten als unheilbar und werden nicht ursächlich, sondern lediglich immunsuppressiv behandelt, sodass sie chronisch werden.

Die Immunzellen verfügen über die Fähigkeit, Viren, Zellen, Parasiten und auch einzelne chemische Strukturen anzugreifen und zu zerstören. Dafür müssen sie Krankheitserreger erkennen und angreifen, ohne zugleich körpereigene Strukturen, nützliche Mikroorganismen des Mikrobioms oder harmlose Fremdstoffe auf der Haut und den Schleimhäuten anzugreifen. Sie prüfen ihre Umgebung mittels molekularer Rezeptoren. Bindet ein Antigen sich stark an eine Immunzelle, so aktiviert sie diese und dies löst eine Immunreaktion gegen das Antigen aus, indem die Immunzelle das ganze Immunsystem informiert, indem sie Entzündungsmediatoren ausschüttet. Die Krankheitserreger sind zu äusserst schneller genetischer Umwandlung fähig, sodass das Immunsystem des Menschen kaum damit Schritt halten kann, rasch genug Rezeptoren zu entwickeln, zur Erkennung sämtlicher neuer oder abgewandelter Erreger. Es gibt aber einige molekulare Muster, die von vielen Krankheitserregern exprimiert werden, sodass die Immunzellen gegen viele Erreger reagieren können. Diese nennt man „Pathogen-assoziierte molekulare Muster (PAMPs)". Die Immunzellen könne damit viele Erreger erkennen und sofort bekämpfen. Dennoch gibt es aber viele andere Erreger, welche sie nicht sogleich erkennen können, da sie zuerst entsprechende Rezeptoren entwickeln müssen. Hierzu dient das adaptive Immunsystem, welches B-Zellen erzeugt, die fähig sind, einen solchen Rezeptor zu erzeugen und Antikörper gegen den neuen Erreger zu produzieren. So entsteht eine grosse Vielfalt von Immunzellen, deren Antikörper gegen „alles Mögliche" gerichtet sind. Man vermutet, dass Immunzellen, die in noch unreifem Zustand aktiviert werden, gegen körpereigene Strukturen reagieren werden und aussortiert werden müssen, sodass eine grundlegende Immuntoleranz gegen den eigenen Körper entsteht. Hierfür werden die T- und B-Zell-Rezeptoren von autoreaktiven Zellen abgeändert („receptor editing") oder der programmierte Zelltod, die „Apoptose" dieser Zellen wird eingeleitet[53]. Diese Entwicklung der zentralen Immuntoleranz findet bei den T-Zellen im Thymus statt und für die B-Zellen im Knochenmark. Es ist aber nicht so, dass Rezeptoren sich an Antigene nur entweder binden oder nicht binden können, vielmehr geht es um die Wahrscheinlichkeit und Stärke der Bindung, und da sind alle Abstufungen möglich. Würden sämtliche Zellen des Immunsystems entfernt, welche Antigene der körpereigenen Strukturen nur schwach binden können, so könnten manche Krankheitserreger nicht mehr erkannt werden. Das Immunsystem muss also einen Kompromiss zwischen Selbsttoleranz und Abwehrstärke finden. Dass einige autoreaktive Immunzellen im Körper vorhanden sind, ist normal. Manche autoreaktive T-Zellen werden sogar so umprogrammiert, dass sie bei jeglicher Aktivierung einer Immunreaktion in ihrer Umgebung diese unterdrücken. Diese nennt man regulatorische T-Zellen[54].

Diese „zentrale Immuntoleranz" wird ergänzt durch eine „periphere Immuntoleranz", sodass auch gegenüber der gesunden „kommensalen" Darmflora und gegenüber harmlosen Fremdstoffen eine Toleranz entsteht. Eine einzelne Immunzelle kann, wenn sie an ein Antigen gebunden wird, durch Zellteilung einen grossen Klon von Zellen mit gleichem Rezeptor hervorbringen. Doch muss sie hierfür durch Entzündungsmediatoren stimuliert werden, die von Zellen der angeborenen Immunität ausgeschüttet werden, nachdem diese ein „PAMP-Antigen" erkannt haben. B-Zellen, welche später einen spezifischen Antikörper gegen das Antigen produzieren werden, können zudem direkt durch aktivierte T-Zellen aktiviert werden. Wenn B- und T-Zellen harmlose Strukturen erkennen, so werden sie nicht zusätzlich stimuliert, da die Zahl der Immunzellen begrenzt ist. Die Bindung einer Immunzelle ohne zusätzliche Stimulation kann entweder ihren Zelltod

(Apoptose) verursachen oder sie wird inaktiviert (Anergie) oder sie kann sich zu einer regulatorischen T-Zellen entwickeln.

Das Gehirn, das Auge und die Hoden sind durch die Blut-Hirn-Schranke, die Blut-Retina-Schranke und die Blut-Hoden-Schranke immunprivilegiert, indem zum Anfachen einer Entzündung besonders hohe Hürden vorhanden sind, sodass dort normalerweise weder B-, noch T-Zellen aktiviert werden können. Manche unreife und dadurch autoreaktive Immunzellen werden zudem nicht aktiviert, weil ihre Zielstrukturen nicht in ausreichender Konzentration zugänglich sind, da sie sich im Innern der Zelle befinden. Darum ist für die Immuntoleranz gegen körpereigene Zellen auch ein schnelles Abräumen abgestorbener Zellen durch die Fresszellen des Immunsystems, die „Makrophagen", notwendig.

All dieses System der zentralen und peripheren Immuntoleranz gibt die Gewähr, dass die Immunreaktionen normalerweise auf schädliche Eindringlinge begrenzt bleiben. Doch kann eine einzelne autoreaktive Zelle, welche zufällig all diese Hürden überwindet, eine Autoimmunreaktion in Gang setzen, welche die Hürden der peripheren Toleranz zu Fall bringt, indem es zur Ausschüttung von Entzündungsmediatoren, zur Anlockung von Immunzellen, zur Aufhebung von Immunprivilegien und zur Präsentation intrazellulärer Antigene aus absterbenden körpereigenen Zellen kommt. Geschieht dies, so können weitere autoreaktive Zellen aktiviert werden, welche über neue Teilstrukturen dasselbe Antigen angreifen, was man „epitope spreading" nennt[55]. Weshalb viele Autoimmunerkrankungen in Schüben verlaufen und andere nur einmal erscheinen und oft nach Jahren vollständig ausheilen, gilt als unbekannt.

Wir sehen also, dass für das Entstehen von Autoimmunkrankheiten entscheidend ist, dass unreife, noch nicht inkompetente Immunzellen in den Körper gelangen. Die Immunzellen werden, wie schon erklärt, im Knochenmark gebildet. Dann wandern sie in die Darmschleimhaut aus. Deren Fläche wird, wenn man ihre feine Fältelung ausbreiten würde, auf die Grösse eines Tennisfelds geschätzt. Dort befinden sie sich, in unzähligen Lymphzellnestern, in die Schleimhaut eingelagert. Der Darm ist einem ständigen, intensiven Kontakt mit körperfremden Stoffen ausgesetzt. In den Lymphzellnestern werden die Lymphozyten darin geschult, körperfremde von körpereigenen Stoffen zu unterscheiden. Zu 90 % bestehen sie diese Schulung nicht und werden wieder eliminiert. Die anderen 10 % wandern in die Lymphknoten und die Gewebe des Körpers aus und verrichten dort ihre Arbeit.

In einem kranken, mit Toxin bildenden Fäulniserregern besiedelten Darm gelingt diese Schulung nicht mehr vollständig, sodass inkompetente Immunzellen in den Körper gelangen und gegen körpereigene Strukturen reagieren, und zwar ganz besonders gegen Strukturen, die degenerativ verändert sind. Das heutige Drama und unsägliche Leid immer mehr autoimmunkranker Menschen kommt daher, dass unsere aktuelle medizinische Wissenschaft die Autoimmunität als die Ursache dieser Krankheiten betrachtet und versucht, das Immunsystem zu unterdrücken. Die Autoimmunität ist aber nicht die Ursache dieser Krankheiten, sondern sie hat ihre Ursachen, und zwar in der allgemein verbreiteten Fehlernährung mit viel Fleisch, tierischen Produkten, industriell verkünstelter Nahrung, Zucker und Weissmehlspeisen, viel tierischem Fett, Kochsalz, Kaffee und Alkohol. Diese Ernährung bewirkt ein krankes Milieu und eine Fehlbesiedlung des Mikrobioms im Darm durch Keime, welche chronische Entzündungen verursachen und die Darmbarriere schädigen, sodass Allergene in den Körper gelangen, und der Organismus wird vergiftet mit sauren Schlackenstoffen, die oxidativen Stress und freie Radikale erzeugen, welche die degenerativen Vorgänge in Gang setzen.

Genetische Untersuchen haben gezeigt, dass man bei gewissen Autoimmunkrankheiten Genvarianten findet, welche Rezeptoren von Entzündungsmediatoren und Proteine der intrazellulären Signalverarbeitung bedienen. T-Zellen erkennen Strukturen und potenzielle Eindringlinge im Gegensatz zu B-Zellen nicht direkt, sondern nur kurze Sequenzen von Aminosäuren, die ihnen durch anderen Zellen präsentiert werden. Da alle Zellen unseres Körpers ständig einen Teil ihrer Proteine abbauen und Fragmente daraus Immunzellen präsentieren, können intrazelluläre Erreger sich nicht vor dem Immunsystem verbergen. Makrophagen, dendritische Zellen und B-Zellen fressen ständig verdächtige Zellen und Zelltrümmer auf und präsentieren daraus Peptide den Immunzellen.

Infektionen mit Erregern, die körpereigenen Strukturen ähneln, werden als Risikofaktor für eine Autoimmunreaktion betrachtet. Krankheitserreger haben ein Interesse daran, sich dem Wirtsorganismus anzupassen, um vom Immunsystem weniger leicht erkannt zu werden. Dies bezeichnet man als „molekulare Mimikry". Da das Immunsystem Gedächtniszellen ausbildet, kann sich dies auch nach Jahren noch auswirken. Zudem kann es Kreuzreaktionen geben zwischen Eigenschaften eines Erregers und eigener Körperzellen. Ein Beispiel hierfür ist das rheumatische Fieber, bei dem nach einer Infektion mit β-hämolysierenden Streptokokken das Herz oder die Gelenke durch kreuzreaktive Antikörper angegriffen werden.

Da manche Autoimmunerkrankungen in Industrienationen häufiger sind, vermuten einige Wissenschaftler, dass übertriebene hygienische Massnahmen bewirken würden, dass sich das Immunsystem nicht mehr genug mit Bakterien auseinandersetzen müsse. Dafür, dass Frauen zu 70 % mehr an Autoimmunkrankheiten leiden[56], werden die Östrogene verantwortlich gemacht. Doch vermuten andere Autoren, dass die unterschiedliche Zusammensetzung der Darmbakterien von Frauen und Männern diesen Unterschied erkläre[57]. Da Frauen zwei X-Chromosome haben, ging man lange davon aus, dass die Transkription der Gene des einen X-Chromosoms komplett inaktiviert sei. Doch wurde später gezeigt, dass einige Gene dieser Inaktivierung entgehen, und dies betrifft vor allem Gene, welche die Immunantwort steuern, zum Beispiel die Gene CD40L, IRAK-1, TLR7, CXORF21 und XIAP. Neue Studien weisen darauf hin, dass die höhere Aktivität dieser Gene dazu beiträgt, dass Frauen widerstandsfähiger sind gegen Infektionen und dafür anfälliger für Autoimmunkrankheiten[58].

Oft lösen starke Schwankungen der Spiegel der Geschlechtshormone eine Autoimmunkrankheit aus oder sie verstärken diese, wenn sie schon besteht. Dies geschieht sowohl am Ende der Pubertät, nach einer Schwangerschaft oder nach der Menopause. Östrogene verstärken die humorale Immunantwort, während die männlichen Geschlechtshormone, die Androgene, so zum Beispiel das Testosteron und die Gestagene der Frau, immunsuppressiv wirken[59]. Stresshormone wie das Cortisol wirken stark immunsuppressiv. Zwischen all diesen Hormonen gibt es Wechselwirkungen, welche die Wirkung auf das Immunsystem verstärken oder abschwächen können. In der Gelenkflüssigkeit von Patientinnen mit rheumatischer Arthritis findet man eine erhöhte Östrogenkonzentration und deshalb erhöhte Spiegel von Zytokinen, welche Immunzellen aktivieren, so des Tumornekrosefaktors TNF-α und der Interleukine-1 und -6)[60].

Bei Autoimmunreaktionen spielen verschiedene Zelltypen eine Rolle: T-Zellen, B-Zellen, Fresszellen und Granulozyten sowie Antikörper und das Komplementsystem. Damit ist sowohl das erworbene, als auch das angeborene Immunsystem daran beteiligt. Sie schädigen die Gewebe in ähnlicher Weise, wie sie eindringende Krankheitserreger schädigen, indem die Antikörper die Zellen vergiften (Zytotoxizität) und das Komplementsystem aktivieren oder indem natürliche Killerzellen die körpereigenen Gewebe angreifen.

Man unterscheidet drei Arten von Autoimmunreaktionen

Die Typ-II-Reaktion
Die Körperzellen werden durch Autoantikörper geschädigt, welche sich an deren Oberfläche oder an die Matrix ausserhalb der Zellen binden. In dieser Weise verlaufen zum Beispiel die autoimmun-hämolytischen Anämien.

Die Typ-III-Reaktion
Autoimmunantikörper binden sich an lösliche Antigene im Blut, sodass diese zu Immunkomplexen verklumpen. Diese Immunkomplexe lagern sich in kleinen Blutgefässen ab und aktivieren dort das Komplementsystem. Ein Beispiel hierfür ist die autoimmune Gefässentzündung vom Typ IgA-Vaskulitis, die man auch „Purpura Schönlein-Henoch“ nennt.

Die Typ-IV-Reaktion
T-Zellen, welche gegen körpereigenes Gewebe aktiviert worden sind, schädigen das Gewebe. Ein Beispiel hierfür ist die rheumatoide Arthritis.

Zudem gibt es Antikörper, die in die Kommunikation zwischen den Körperzellen eingreifen, indem sie sich an Rezeptoren binden und diese entweder aktivieren oder sie blockieren. So entsteht zum Beispiel beim Morbus Basedow die Überproduktion des Schilddrüsenhormons Thyroxin, da Autoimmunantikörper sich an den Rezeptor für das Schilddrüsenstimulierende Hormon TSH binden und dadurch die Steuerung der Hormonproduktion blockieren. Autoantikörper sind viel leichter nachzuweisen als autoreaktive Zellen. Wenn sich ein Autoantikörper als geeignet zur Diagnose einer bestimmten Autoimmunerkrankung erwiesen hat, bedeutet dies noch nicht, dass dieser Antikörper die Erkrankung auch auslöst, zu ihrem Verlauf beiträgt oder zu einem wesentlichen Mechanismus der Schädigung beiträgt.

Die Antikörper-Diagnostik

Die Höhe der vorhandenen serologischen Autoantikörpertiter gelten offiziell als Kriterium für die Diagnose einer Autoimmunkrankheit, so zum Beispiel Antikörper gegen Zellkerne (Antinukleäre Antikörper, ANA) oder gegen die Erbsubstanz (Anti-DNA-Antikörper oder Anti-Phospholipid-Antikörper). Ein erhöhter Titer gilt als Nachweis einer Autoimmunkrankheit. Es gibt aber auch Antikörper, die bei gesunden Menschen nicht vorkommen, so zum Beispiel Antikörper vom Typ ANCA oder Antikörper gegen das Endomysium. Dies sind IgG-und IgM-Antikörper, die sich gegen Eiweisse der Muskulatur richten. Endomysiumantikörper entstehen bei einer Zöliakie, nach dem Essen glutenhaltiger Nahrungsmittel. Erhöhte Autoantikörpertiter sind aber nicht zwingend notwendig, um die Diagnose einer Autoimmunkrankheit zu stellen, denn diese stellt man anhand serologischer und klinischer Kriterien. Das Vorhandensein oder eine Erhöhung von Autoantikörpern allein erlaubt keine Diagnose.

Die immunsuppressive Therapie

Unter den immunsuppressiven Medikamenten ist das Cortison, die künstliche Imitation des körpereigenen Cortisols, am besten verträglich. Doch wird durch Cortison die ganze Immunreaktion gehemmt, auch diejenige gegen Infektionen und Krebs, und langfristig bewirkt das Cortison bedeutende degenerative Veränderung im ganzen Körper und ein Cushing-Syndrom. Anzeichen dafür sind eine starke Gewichtszunahme, besonders am Abdomen, Bluthochdruck, Muskelschwäche und ein kugelrundes Gesicht, ein sogenanntes Mondgesicht und ein verdickter „Stiernacken". Modernere Medikamente greifen gezielt in die Kommunikation zwischen Immunzellen ein. Irreführend werden sie „Biologicals" genannt. Sie haben ein hohes, zum Teil gefährliches Nebenwirkungspotenzial. Es handelt sich um gentechnisch hergestellte Proteine, sogenannte monoklonale Antikörper, welche Entzündungsmediatoren abfangen oder Rezeptoren der Immunzellen blockieren.

Nach offizieller Meinung ist eine Heilung einer Autoimmunkrankheit nur durch eine radikale Zerstörung des Immunsystems mit anschliessender Stammzelltransplantation möglich. Dieses Verfahren ist aber so gefährlich, dass es nur in Ausnahmefällen in Betracht gezogen wird. Auch kommt es vor, dass vorgeschlagen wird, ein Organ, in welchem die Autoimmunentzündung entstanden ist, operativ zu entfernen, sofern es entbehrt werden kann. So wird bei der Colitis ulcerosa leider sehr oft der ganze Dickdarm entfernt oder bei anderen Krankheiten die Milz. Beim Typ-I-Diabetes zerstören die Autoantigene die Inselzellen vollständig. Seit dem Januar 2021 werden Therapieversuche bei Versuchstieren mit gentechnischer Messenger Ribonukleinsäure (mRNA) unternommen, als Versuch, das Immunsystem zu unterdrücken[61].

Die Klassifikation der Autoimmunkrankheiten

Es sind deren Hunderte bekannt, wovon etwa 400 zum *„Rheumatischen Formenkreis"* gehören. Man nimmt an, dass jedes Organ oder Gewebe zum Ziel einer Autoimmunerkrankung werden kann.

Man teilt die Autoimmunkrankheiten in drei Gruppen ein

- *Organspezifische Krankheiten*
  Dazu zählt man Krankheiten, bei denen das Immunsystem spezifische Gewebsstrukturen oder ganze Organe angreift.

- *Systemische Krankheiten*
  Dazu zählen systemisch-entzündliche und rheumatische Krankheiten, wie Kollagenkrankheiten, welche bis zu 10 % des rheumatischen Formenkreises ausmachen. Typisch hierfür sind Antikörper gegen Zellkerne, sogenannte antinukleäre Antikörper (ANA) und Antikörper die teils gegen das Zytoplasma gerichtet sind.

- *Intermediäre Krankheiten*
  Dies sind Mischformen oder Übergangsformen, bei denen eine breite Immunantwort vorhanden ist.

Heute unterscheidet man folgende Autoimmunkrankheiten

Erkrankung	**Betroffenes Gewebe**
Alopecia areata	Haare
Autoimmunenteropathie	Enterozyten des Dick- und Dünndarms
Autoimmunhepatitis	Leber
APECED	Bauchspeicheldrüse, Nebennierenrinde, Thymus
Bullöses Pemphigoid	Hemidesmosomen basaler Keratinozyten der Haut zusätzlich oft Mundschleimhaut
Chronische Typ-A-Gastritis: Mangel an Vitamin B12 führt zu perniziöser Anämie	Magen
Eosinophile Granulomatose mit Polyangiitis	Gefässe
CIDP	Myelinschicht der Nerven des peripheren Nervensystems
Colitis ulcerosa	Dickdarm oder Mastdarm
Dermatomyositis	Muskeln und Haut
Diabetes mellitus Typ I	Betazellen der Bauchspeicheldrüse
Dermatitis herpetiformis Duhring	Haut, Dünndarm
Endokrine Orbitopathie	Augen
Epidermolysis bullosa acquisita	Haut
Glomerulonephritis	Nieren
Gluten-Ataxie	Purkinjezellen im Kleinhirn
Goodpasture-Syndrom	Basalmembranen von Nieren und Lungen
Granulomatose mit Polyangiitis	u. a. Nieren, Lungen, HNO-Bereich
Guillain-Barré-Syndrom	Myelinschicht der Nerven des peripheren Nervensystems
Hashimoto-Thyreoiditis	Schilddrüse
Idiopathische thrombozytopenische Purpura	Thrombozyten
Lichen sclerosus	Haut
Lichen mucosae	Die Schleimhaut
Lineare IgA-Dermatose	Die Haut
Lupus erythematodes	Innere Organe und die Haut
Mikroskopische Polyangiitis	Die Haut, die Niere und die Lunge
Morbus Basedow	Die TSH-Rezeptoren der Schilddrüse
Morbus Behçet	Die Blutgefässe
Morbus Crohn	Der Verdauungstrakt
Morbus Bechterew	Die Wirbelsäule und die Regenbogen haut des Auges (Iris)
Multiple Sklerose	Die Myelinscheiden im zentralen Nervensystem
Myasthenia gravis	Die Acetylcholinrezeptoren an der motorischen Endplatte
Narkolepsie	Die Orexin (Hypocretin) bildenden Nervenzellen des Gehirns
PANDAS	Die Basalganglien des Gehirns
Pemphigus foliaceus	Die Haut
Pemphigus seborrhoicus	Die Haut
Pemphigus vulgaris	Die hornbildenden Zellen der Mundschleimhaut und der Haut
Polychondritis	Die Gelenkknorpel und die Knorpel der Ohren und der Nase
Polymyalgia rheumatica	Die Schulter- und Beckenmuskulatur
Polymyositis	Die Muskeln
Psoriasis	Die Haut
Pyoderma gangraenosum (Dermatitis ulcerosa)	Die Haut

Erkrankung	Betroffenes Gewebe
Rheumatisches Fieber	Das Bindegewebe der Gelenke, die Gewebe des Herzens, die Basalganglien des Gehirns und die Haut
Rheumatoide Arthritis	Die Bindegewebe der Gelenke und die Sehnen
Riesenzellarteriitis	Die Blutgefässe
SAPHO-Syndrom	Das Skelett (Gelenk- und Knochenentzündungen, Akne)
Sarkoidose (Morbus Boeck)	Die Lymphknoten, die Lunge und das Bindegewebe
Sjögren-Syndrom	Die Speichel- und Tränendrüsen
Sklerodermie	Das Bindegewebe unter der Haut
Stiff-Man-Syndrom	Die Nervenzellen des zentralen Nervensystems
Sympathische Ophthalmie	Die Augen
Systemischer Lupus erythematodes	Die Haut, die Gelenke, die Nieren, das zentrale Nervensystem und die Gefässe
Purpura Schönlein-Henoch	Die Haut, die Niere, der Gastrointestinaltrakt und die Gelenke
Vitiligo	Die pigmentbildenden Melanozyten der Haut
Zöliakie	Der Dünndarm

Wir sehen die enorme Vielfalt der Autoimmunkrankheiten und die Ohnmacht der aktuellen Medizin diesen schweren Leiden gegenüber, welche therapeutisch nicht die Ursache angeht, sondern lediglich das überreagierende Immunsystem zu unterdrücken versucht. Durch Unterdrückung des Immunsystems können all diese Krankheiten nicht geheilt werden, sondern sie werden dadurch erst recht chronisch. Dieses Fiasko ist der Ausdruck eines grundlegenden Missverständnisses unserer aktuellen medizinischen Wissenschaft mit der Biologie des Menschen. Man betrachtet die Symptome als die Krankheit. Aber die Symptome sind nicht die Krankheit selbst. Die Krankheit ist die Unordnung, welche im biologischen System entstanden ist, und die Symptome entstehen durch die Anstrengung unseres Immunsystems, das versucht, die ursprüngliche dynamische Ordnung im biologischen System wieder herzustellen. Jede Immunsuppression richtet sich gegen diese Anstrengung und damit gegen die Lebenskraft, gegen die Heilungsanstrengungen des biologischen Systems. Darum werden die Krankheiten chronisch.

Nach unserer jahrzehntelangen Erfahrung können Autoimmunkrankheiten allmählich geheilt werden, wenn man ihre Ursache konsequent angeht. Dies ist nicht möglich mit Medikamenten, aber durch eine konsequente vegane Frischkostdiät über viele Monate. Diese saniert das Milieu im Darm und dessen Mikrobiom, sodass die gesunden Mikroben, die mit uns in Symbiose leben, die krankmachenden Bakterien und Pilze allmählich vertreiben. Durch das Ausheilen des Milieus im Darm und dessen Mikrobiom reifen allmählich wieder nur immunkompetente Lymphozyten heran, die nicht mehr gegen das körpereigene Gewebe reagieren. Die durch oxidativen Stress entstandenen degenerativen Schäden bilden sich zurück und die in der Matrix der Zwischenzellsubstanz im ganzen Körper eingelagerten Stoffwechselschlacken, die stark oxidierenden Säuren und Toxine, werden allmählich ausgeschieden und Immunkomplexe abgebaut. Diese Heildiät beruht auf neuester wissenschaftlicher Evidenz. Sie ist in diesem Buch beschrieben und im Bircher-Benner Handbuch Nr. 4: „Frischsäfte, Rohkost und Früchtespeisen", bereit zur praktischen Anwendung. Führt man sie konsequent durch, so gehen die Entzündungserscheinungen und Entzündungsparameter bei den entzündlichen, rheumatischen Krankheiten innert weniger Wochen zurück, um schliesslich ganz zu verschwinden. Dann geht es noch darum, die entstandenen Schäden wiedergutzu machen. Den Patienten mit Colitis ulcerosa geht es je weilen bald besser, doch bis zur vollständigen Heilung braucht es nach unserer Erfahrung mehrere Monate konsequenter Diät. Beim Morbus Crohn sind die Schäden noch tiefer eingedrungen als bei der Colitis ulcerosa. Trotzdem ist auch diese entzündliche Darmkrankheit nach unserer Erfahrung innert rund zwei Jahren vollständig heilbar, wenn man die Diät konsequent durchführt. Sind die Blutungen und die Schmerzen anfangs sehr stark, so werden anfangs weder Frischsäfte, noch feste Nahrung vertragen. Dann muss man viele Monate lang die Rohkost püriert zubereiten, bis sie anders vertragen wird.

Der Morbus Basedow spricht auf diese Diät relativ rasch an. Trotzdem muss man mit mehreren Monaten Diät rechnen und bei der Hashimoto-Thyreoiditis noch etwas länger.
Der Morbus Basedow entsteht ebenfalls durch eine tief eingedrungene Schädigung des enteralen Immunsystems durch viel tierische Nahrung und durch Alkohol. Oft wird er durch eine tiefe Kränkung ausgelöst. Zur Heilung dieser psychosomatischen Teilursache kann die homöopathische Arznei „Delphinium Staphysagria“ wesentlich beitragen. Delphinium Staphysagria ist aus dem Rittersporn potenziert. Die homöopathische Arzneimittelprüfung und die unzähligen Heilungen der Folgen von Kränkungen zeigen, dass diese hohe, sensible Pflanze das Thema der Kränkung auf dieser Erde lebt und dass deren Lebensinformation in hoher Potenz deren Folgen heilen kann. Dies kommt auch in ihrem deutschen und lateinischen Namen zum Ausdruck. Die Ritter pflegten einst ihre Würde und der riesige Delphin verhält sich so würdig, dass man ihm behinderte Kinder anvertrauen kann.

Bei der Hashimoto-Schilddrüsenentzündung hat sich die Neuraltherapie bewährt. Oft liegt bei den Frauen, die daran erkranken, eine energetische Schwäche in den Beckenorganen vor, entweder durch eine jahrelange Unterdrückung zur hormonellen Empfängnisverhütung, durch Operationsnarben oder durch eine Gebärmutterentfernung. Die Schilddrüse wird energetisch durch die vorderen Yin-Meridiane versorgt, welche die energetische Information der Matrix von der Gebärmutter und den Eierstöcken zu den Brustdrüsen hinaufleitet und von da aus in die Schilddrüse und zum Kiefer. Unter der Bedingung, dass die Heildiät konsequent durchgeführt wird, heilt die Hashimoto Thyreoiditis nach unserer Erfahrung, wenn diese Störfelder durch die Neuraltherapie behoben werden, innert weniger Monate aus. Dabei können die künstlichen Schilddrüsenhormone unter ärztlicher Kontrolle sukzessive reduziert und schliesslich ganz abgesetzt werden.
Unsere Erfahrungen bei anderen Autoimmunkrankheiten und den entzündlichen Hautkrankheiten, bei denen die Autoimmunität von Bedeutung ist, entsprechen diesen Erfahrungen. Die Heilung der Hautkrankheiten ist in unserem Bircher-Benner Handbuch Nr. 21: „Für Hautkranke“, eingehend beschrieben.

Die Ordnungstherapie zur Heilung der Allergien und Autoimmunkrankheiten

Die diätetische Therapie der Immunschwäche

Die vegetabile Frischkostdiät dieses Buches ist für die Heilung jeder Art von Allergie und Autoimmunkrankheit entscheidend. Die lebendigen Pflanzen vermitteln das höchste Potenzial an biologisch verfügbarer Energie, an Vitalstoffen und biologisch aktiven, sogenannten sekundären Pflanzenstoffen, welche das Immunsystem gegen Überreaktionen regulieren und das Mikrobiom des Darms und den Stoffwechsel sanieren. Damit die Bedeutung hiervon verstanden werden kann, folgen hier einige wissenschaftliche Grundlagen.

Bei Mäusen bewirkt eine *fettreiche Ernährung* die Bildung von Taurocholinsäure, eine pathologische Darmflora und eine chronische Darmentzündung[62]. Es wurde auch wissenschaftlich nachgewiesen, dass die *vegane Frischkostdiät* sehr rasch positive Veränderungen der Darmflora bewirkt, und zwar schon nach 3 Tagen der diätetischen Umstellung[63]. Diese Veränderung bleibt nur erhalten, wenn die Diät beibehalten wird *(reversible Veränderung des Mikrobioms)*. Die beflissene Nahrungsindustrie fügt den meisten, auch den salzigen Fertigprodukten, als *Geschmacksverstärker* Fruktose bei. Diese Zugabe trägt wesentlich zum Risiko für kardiovaskuläre Krankheiten und Adipositas bei[64]. Wird über längere Zeit auf die Zufuhr gewisser Nährstoffe und sogenannter Ballaststoffe (unverdauliche Kohlenhydrate aus den Zellwänden pflanzlicher Nahrung) verzichtet, oder werden gewisse Nahrungsmittel wie Fleisch, Zucker, Fette übermässig gegessen, so entstehen *Veränderungen der Darmflora*, die erst nach sehr langer diätetischer Einwirkung rückgängig gemacht werden können *(irreversible Veränderungen der Darmflora)*[65].

Die Darm-Hirn-Achse

Viele Menschen mit Immunschwäche und Autoimmunkrankheiten leiden an einer emotionalen Depression. Der Einfluss der Symbionten unserer Darmflora auf unser Gehirn, auf unser Immunsystem und auf alle Organe unseres Körpers ist so stark, dass die Wissenschaftler von einer *Darm-Hirn-Achse*, einer *Darm-Haut-Achse,* einer *Darm-Retina-Achse* und einer *Darm-Nieren-Achse* sprechen. Noch sind viele Mechanismen der Darm-Hirn-Achse, welche unser Verhalten direkt beeinflussen, nicht geklärt, aber man weiss, dass die Darmflora das vegetative Nervensystem direkt über den Nervus Vagus beeinflusst, Immunzellen aktiviert, welche zum Gehirn, in die Augen, in die Haut und in die Nieren auswandern, und die Produktion von Zytokinen (Botenstoffe zwischen Immunzellen) und von Antikörpern bewirken[66,67]. Bei Menschen mit depressiver Stimmung, wie sie bei Immunschwäche, Allergien und Autoimmunkrankheiten häufig entsteht, wurde nachgewiesen, dass die Darmflora an deren Ursache stark beteiligt ist, sodass der Zustand des Milieus im Darm die Heilung sowohl der Depression als auch des kranken, fehlgeleiteten Immunsystems verhindert.

Die Darmflora wird durch Hormone und Botenstoffe des Nervensystems (Neurotransmitter) beeinflusst, deren Produktion sie ihrerseits wiederum beeinflusst. Gewisse Mikroben des Darms produzieren Botenstoffe des Nervensystems, wie Dopamin, Serotonin, Norepinephrin und GABA (Gamma-amino-Buttersäure) und beeinflussen die Insulinresistenz und dadurch die Blutzuckerregulation[68,69,70]. Keimfrei gezüchtete Mäuse haben um 25 % höhere Spiegel des Schilddrüsen-stimulierenden Hormons (TSH) und stark erniedrigte Werte der Botenstoffe Serotonin und Katecholamin[71,72]. In Tierversuchen fand man in der Darmflora, bei einer Vermehrung der Bifidobakterien und Laktobazillen und verminderter Mengen an Bakteroides- und Prevotellabakterien, erhöhte Blutspiegel des Sättigungshormons Leptin.

Man nimmt an, dass das Nebennierenrindenhormon Cortisol, das Stressreaktionen, Entzündungsreaktionen und die Aktivität des Immunsystems hemmt, durch eine gesteigerte Aggressivität der Darmbakterien als Reaktion auf Entzündungserscheinungen vermehrt gebildet wird[73,74]. Eine mikrobielle Therapie mit Laktobazillen und Bifidobakterien vermindert die Cortisolwerte im Blut[75]. Dies zeigt, dass die Darmflora auch für die Kontrolle von Stress und Entzündungen eine ganz wichtige Rolle spielt. Stress und das erhöhte Cortisol erhöhen die Durchlässigkeit der Darmschleimhaut, sodass Nahrungssubstanzen und Toxine durch die Darmwand in den Körper gelangen können, die davon abgehalten werden sollten[76]. Die Darmflora wirkt auf die Darmwand ein und beeinflusst deren Durchlässigkeit, ihre Funktion als Barriere[77,78,79]. Durch eine undichte Darmbarriere entstehen Nahrungsmittel-Unverträglichkeiten und -Allergien.

Der Bedarf an einzelnen Nahrungsstoffen, deren das biologische System des Menschen bedarf, ist exakt geregelt. Durch körperliche Arbeit verändert er sich nur leicht. Nahrungsstoffe, die in unnötigem Übermass zugeführt werden, belasten den Stoffwechsel enorm. Sie müssen abgebaut und in nutzbare Stoffe umgebaut werden. Dies bedeutet einen enormen Verschleiss an Energie. Überschüssige Eiweisse müssen in Aminosäuren aufgespalten, die Aminogruppen entfernt werden und sie müssen zu Glukosemolekülen aufgebaut werden, damit die Mitochondrien, die Kraftwerken der Zellen, sie verwerten können.

Entsteht zu viel Glukose, so kann sie nur zu einem geringen Teil, in Form von Glykogen, in der Leber gespeichert werden. Hohe Blutzuckerspiegel schädigen die Blutgefässe durch direkte chemische Verzuckerung deren Innenschicht (endotheliale Glykation). Dies bewirkt eine zunehmende Verhärtung der Gefässwände mit Bluthochdruck als Folge. Darum sind häufige hohe Blutzuckerspiegel eine der wichtigsten Ursachen für Bluthochdruck und Arteriosklerose mit all ihren Folgen. Eine Überernährung mit Eiweissen, tierischen Fetten und Mehlspeisen führt zu massiver Übersäuerung des Stoffwechsels nach jeder Mahlzeit. Dadurch entstehen stark oxidierende Substanzen (R.O.S.) und freie Radikale, welche die Erbsubstanz angreifen, sodass durch Genmutationen Krebszellen entstehen (oxidativer Stress). Oxidativer Stress schwächt das Immunsystem. Ist es geschwächt, so ist auch dessen Regulation gegen überschiessende Reaktionen, Allergien und Autoimmunität nicht gewährleistet.

Das Problem der Nahrungsenergie

Die offiziell anerkannten Diätempfehlungen basieren auf einem Verständnis der Nahrungsenergie in Form reiner Wärmeenergie (Kalorien) und damit auf dem

1. Hauptsatz der Thermodynamik, der 1842 vom deutschen Arzt Julius Robert Mayer formuliert wurde. Er bildete 1847 die Grundlage für die Formulierung des Energieerhaltungsgesetzes von Hermann von Helmholz. Dieses besagt, dass in einem geschlossenen System, bei mechanischen oder chemischen Prozessen, keine kalorische Energie verloren geht, sie bleibt erhalten.

1865 erkannte aber der deutsche Physiker Rudolf Clausius den Widerspruch des 1. Hauptsatzes zur Realität und formulierte den *2. Hauptsatz der Thermodynamik*, der besagt, dass wohl die thermische Energie in einem geschlossenen System nicht verloren geht, aber bei allen spontan ablaufenden, chemischen oder mechanischen Prozessen entsteht physikalisch gesehen Unordnung. Er nannte diese Unordnung *Entropie* und bewies damit, dass spontan ablaufende Prozesse nicht umkehrbar sind, sodass das Perpetuum mobile (ein Motor, der ohne Energiezufuhr läuft) nicht möglich ist.

Mit Clausius kam ein neues Verständnis der Qualität von Energien auf. Diese Erkenntnisse sind in die Wissenschaften der Chemie und Physik sofort aufgenommen worden, erstaunlicherweise aber bis heute nicht in die Medizin und die Ernährungswissenschaft. Maximilian Bircher-Benner hat dies in seiner 1905 in Berlin publizierten Ernährungslehre korrigiert und den 2. Hauptsatz der Thermodynamik auf die Nahrungsenergie angewandt[80,81]. Damit bekamen die lebendigen Nahrungsmittel aus Pflanzen, welche über die Fotosynthese verfügen, die höchste verfügbare Nahrungsenergie. Bircher-Benners Verständnis der Nahrungsenergie, nach ihrem qualitativen Wert, ist durch die neuen Forschungen der Biophysik, der Biophotonenforschung und der Molekularbiologie, in jeder Hinsicht bestätigt worden[82,83,84,85,86,87,88].

Die biophysikalische Qualität und Ordnung der Nahrungsmittel bildet die Basis der Diätetik, die diesem Buch zugrunde liegt. Der erstaunliche Mangel des heutigen medizinischen Paradigmas an diesen Kenntnissen ist der Grund, dass eine dauerhafte Heilung der Adipositas und des Diabetes des Typs II, mit den allgemein üblichen Methoden reiner Kalorienreduktion, in der Regel nicht gelingt, und dass so viele Menschen an Immunschwäche, Infektanfälligkeit, Allergien und Autoimmunkrankheiten leiden. Ganz anders sieht dies aus, wenn die in diesem Buch beschriebene Diät befolgt wird. Für die Heilung jeder Art von Immunschwäche, von Allergien und Autoimmunkrankheiten sind diese Erkenntnisse von grosser Bedeutung.

Zweierlei Nahrungsenergie

Die Physiker unterscheiden zweierlei Energie, geordnete und chaotische Energie. *Geordnete Energie* speichert Information. *Chaotische Energie* kann nichts speichern. Wärmeenergie (Kalorien) ist chaotische Energie. Höchstgeordnete Energie ist das Sonnenlicht. Dessen komplexer Informationsgehalt gleicht einer grossen Symphonie. Hören wir eine Symphonie, so entsteht keine Wärme, aber sie vermittelt Informationen: ein hochgeordnetes Klanggebilde, das präzise Empfindungen und Gefühle auslöst. Über seine komplexen Schwingungen vermittelt und ordnet das Sonnenlicht die genetisch vorgegebene Information, die für das Wachstum, die Differenzierung und Regeneration alles Lebendigen auf der Erde notwendig ist.

Ein grünes Blatt enthält rund hunderttausend Chlorophylltrichter. Der Trichter reflektiert das einfallende Licht hin zur Basis, wo zwei Chlorophyll-A-Moleküle, mit den Schwingungen der Sonnenlichtstrahlung synchron, in maximale Resonanz treten. Die Physiker nennen dies *Kohärenz*. Dabei werden die Wellen des Sonnenlichtes zu stehenden Wellen. Stehende Lichtwellen nennt man *Photonen*. Die Energie von Photonen ist hoch. Diese Energie, und damit die Information und Resonanz aus dem Sonnenlicht, durchströmt den ganzen Pflanzenkörper bis in die Wurzeln. Nur wenig davon wird als UV-Licht abgestrahlt, unsichtbar für unser Auge.

Alle lebendigen Zellen speichern in ihren Molekülen UV-Licht, ganz besonders in ringförmigen (aromatischen) Molekülen. Die weitaus stärkste Lichtspeicherung erfolgt aber in den Zellkernen, in der Doppelspirale der Erbsubstanz aus Desoxyribonucleinsäure (DNA). Diese Doppelspirale kann sich nach rechts oder nach links aufwinden oder sie kann kleeblattartige Ausstülpungen bilden, wobei sie ganz spezifische UV-Lichtspektren abstrahlt. Diese aufgewundene Doppelspirale der DNA dient als Hohlraumresonator für eine rhythmische Verstärkung des UV-Lichtes in den lebendigen Zellen. Die Verstärkung erfolgt nach dem LASER-Prinzip. Damit ein LASER zu arbeiten beginnt, muss er eine gewisse Basisenergie erhalten. Die Physiker nennen diese minimal notwendige Energie *„LASER-Schwelle"*. Forscher der internationalen Akademie für Biophotonenforschung haben in ihren Experimenten die LASER-Schwelle an pflanzlichen Zellgeweben gemessen[43].

Menschliche und tierische Zellen sind, genau wie die Pflanzen, Lichtgebilde, solange sie lebendig sind. Dies ist der Unterschied zwischen Leben und Tod. Auch sie speichern das Licht in ihrer Erbsubstanz, der Desoxyribonukleinsäure (DNA), als UV-Licht[40]. Aber uns fehlt die Fähigkeit zur Fotosynthese und die direkte Sonnenbestrahlung der Haut genügt bei Weitem nicht, um unsere Lichtspeicherung über der LASER-Schwelle zu halten.

Die Pflanzenzelle speichert die Photonen des Sonnenlichtes in ungeheurer Menge. Man konnte zeigen, dass die sogenannte *ultraschwache Zellstrahlung*[41] eigentlich bloss eine Leckstrahlung ist, ein minimes Durchsickern des UV-Lichtes durch die Zellmembran. Messungen haben ergeben, dass die LASER-Amplifikation des Lichtes in der DNA 10^4-mal stärker ist als diejenige der besten technischen LASER-Geräte. So gleicht das Innere der Zellen einem gewaltigen Lichtraum. Man hat auch nachgewiesen, dass Enzymsysteme durch Licht 10^9-mal stärker aktiviert werden, als durch Wärme.

Unsere Photonenspeicherung muss täglich genährt werden, durch eine ausreichend grosse Menge an lebendigen, photonenhaltigen Nahrungsmitteln, an vegetabiler Frischkost.

Die Übertragung der Information der lebendigen Nahrungsmittel aus der Fotosynthese auf unseren Organismus erfolgt, genau wie bei der Fotosynthese, durch Informationsübertragung, durch Kohärenz. Dies bedeutet, dass unsere eigene Lebensempfindung, Lebensenergie und Lebensinformation in den etwa 50 Billionen Zellen unseres Körpers dadurch immer wieder erneuert und geordnet werden, dass sie bei der Übertragung der Photonen mit den Schwingungsmustern und der komplexen Information des Sonnenlichtes in gemeinsame Resonanz treten.

Im Zellinnern bestehen ganz andere energetische Verhältnisse als in der unbelebten Natur. Die Biophysiker bezeichnen das Zellinnere als *dissipatives System*. Dissipative Systeme sind sich selbst ordnende Strukturen in Systemen, die fern vom thermodynamischen Gleichgewicht entstehen. Der russisch-belgische Forscher Ilya Prigogine hat für seine Arbeiten hierüber im Jahr 1977 den Nobelpreis erhalten. Durch die intensive Photonenspeicherung ist die Energie im Zellinnern so weit vom thermodynamischen Gleichgewicht entfernt, dass der 2. Hauptsatz der Thermodynamik teilweise ungültig wird. Dadurch schlägt das *Chaosprinzip*, das ausserhalb alles Lebendigen gilt, um, in ein ordnendes Prinzip. Prigogine nannte dieses *Kohärenzprinzip*[49]. Fehlen die lebendigen Nahrungsmittel in unserer Nahrung, so vermindert sich der Photonengehalt in unseren Zellen. Der Lichtgehalt nimmt ab, bis die LASER-Schwelle unterschritten wird. Aus dem Ordnungsprinzip (Kohärenzprinzip nach Prigogine) verfallen die Zellen teilweise ins Chaosprinzip der Thermodynamik zurück und degenerieren.

Wir verstehen Krankheit als Verlust an Ordnung, Verlust an geordneter Information

Das Lebensprogramm gerät in Unordnung und durch den Mangel an lebendiger Nahrung kann es nicht mehr geordnet werden. Eine Vielzahl von Experimenten, die u.a. an der Universität Nowosibirsk durchgeführt worden sind[89,90,91], geht hervor, dass die komplexen Vorgänge der Biochemie in unseren Zellen durch Information gesteuert sind. Bei Mangel an lebendiger Nahrung wird diese, durch die Gene der DNA vorgegebene Information, nicht mehr laufend erneuert und geordnet. Dadurch geraten die komplexen biochemischen Vorgänge unserer Zellen in Unordnung. Hier liegt die energetische Bedeutung der lebendigen pflanzlichen Rohnahrung – sie erneuert und kräftigt die ordnende Resonanz im biologischen System und verhindert dadurch dessen Degeneration.

Das Grundregulationssystem des zarten Bindegewebes (Matrix)

Im Körper sind alle Zellen der Organe in die Zwischenzellsubstanz des zarten Bindegewebes eingebettet. Dieses durchdringt alle Organe und Strukturen. Sie besteht aus einem dichten, molekularen Netzwerk (Matrix) aus Zucker-Eiweiss-Molekülen, die man Proteoglykane nennt und ist von einer reichhaltigen Flüssigkeit durchtränkt (Zwischenzellflüssigkeit). Das zarte Bindegewebe enthält spindelförmige Zellen, welche das Netzwerk der Zwischenzellsubstanz aufbauen und nach ihrer Notwendigkeit laufend anpassen. Die Blutkapillaren durchziehen diese Zwischenzellsubstanz mit ihrem Netzwerk, so auch die Nervenendigungen des vegetativen Nervensystems.

Ausserhalb des Gehirns und Rückenmarks sind die Kapillaren mit Absicht undicht. So können die Nährstoffe und Hormone des Blutes aus den Kapillaren in die Zwischenzellsubstanz hinaus austreten und durch das molekulare Netzwerk hindurch zu den Zellen gelangen. Dieses dient als Molekularsieb. Gleichzeitig ist es unser Leitungs- und Speichersystem für biologische Information, die Information in unserem lebendigen Organismus. Es gibt keinen direkten Kontakt der Blutkapillaren mit den Zellen unseres Körpers. Sie durchdringen die Zwischenzellsubstanz und machen dort ihre Schlaufe zu den abführenden Venen. Die Zwischenzellsubstanz wird durch das komplexe System der Lymphgefässe dräniert und in den Lymphknoten gereinigt. Dann wird sie als gereinigte Lymphe durch die grossen Lymphgefässe in das Venenblut zurückgeführt.

Die Nerven enden blind in der Zwischenzellsubstanz. Jede Information des Nervensystems zu den Zellen und von den Zellen zum Nervensystem, wird durch das molekulare Netzwerk der Proteoglykane hindurchgeleitet. Darum breitet sich jede Information immer im ganzen Körper aus. Das System reagiert immer als Ganzes, wessen die Akupunktur, zum Beispiel, sich zu Nutze macht. Dieses komplexe System ist unser „Grundregulationssystem"[92]. Alle Zellen unseres Körpers werden durch die Zwischenzellsubstanz und das Netzwerk aus Proteoglykanmolekülen hindurch mit biologischer Information, mit Hormonen, Nährstoffen und Sauerstoff versorgt.

Bei der allgemein verbreiteten Fehlernährung mit viel tierischem Eiweiss, Fett, mit industriell verkünstelter Nahrung, viel Zucker, Weissmehl, Kaffee und Alkohol, bilden sich durch anaerobe Fäulnisbakterien Toxine, die zusammen mit den sinnlos zugeführten Nährstoffen, über das Pfortadersystem in die Leber gelangen und diese massiv überfordern. Sie verschlacken auch deren Zwischenzellsubstanz, so lange, bis die innersten Leberzellen der Leberläppchen zugrunde gehen und durch Fettzellen ersetzt werden. So entsteht die Fettleber. Alles, was die Leber nicht entgiften und wasserlöslich machen kann, geht über die Gallengänge zurück in den Darm. Von dort bekommt sie es immer wieder zugewiesen, um wiederum zu versuchen, es zu entgiften. So zirkulieren die Fäulnistoxine, die überschüssigen Nahrungsstoffe und Stoffwechselschlacken zwischen dem Darm und der Leber hin und her (enterohepatischer Kreislauf).

Dabei entstehen Hämorrhoiden durch Überlastung der Venen des Enddarms, da diese mit dem Pfortadersystem verbunden sind.

Zudem fallen bei der allgemein verbreiteten Fehlernährung im Stoffwechsel Riesenmengen an organischen Säuren an, stark oxidierende Ketonsäuren und andere sogenannte *R.O.S. (reactive oxydative species)*. Diese überfordern unsere antioxidativen Systeme massiv. *Oxidation bedeutet Degeneration*. Durch Oxidation veränderte Eiweisse werden unlöslich und lagern sich als Amyloide überall, im ganzen Körper, in die Zwischenzellsubstanz ein. Die R.O.S. oxidieren das Cholesterin, das auf seinem Transport zu den Zellmembranen im Blut innerhalb des LDL-Moleküls durch ungesättigte Fettsäuren geschützt ist. Durch Oxidation wird es unlöslich und lagert sich in den Arterienwänden und im Herzen ein, an Stellen rascher Blutströmung (Fatty streaks). Dies geschieht als Beginn der Arteriosklerose heute schon in jungen Jahren.

Die durch die R.O.S. oxidierten Eiweisse werden unlöslich und lagern sich als *Amyloide* in die Netzstruktur der Zwischenzellsubstanz ein. Durch Einlagerung solcher β-Amyloide und TAU-Proteine in die Zwischenzellsubstanz des Gehirns entsteht die Alzheimerkrankheit, in den Arterienwänden die Arteriosklerose, der Herzinfarkt, der Hirnschlag, in den Venen die Krampfadern, in der Synovia der Gelenke die Arthritis, in den Knäuelchen der Nierenkapillaren (Glomerula) die Nephrose, bis hin zum diabetischen Nierenversagen, in der feinen, bindegewebigen Struktur der Knochen und Knorpel die Osteoporose und die Arthrose, in der Schilddrüse die Hashimoto oder die Basedowsche Entzündung, in den Augen das Glaukom, der graue und grüne Star, bis hin zur Erblindung durch die Degeneration der Netzhaut (Makuladegeneration). Bricht die Regulationsfähigkeit des biologischen Systems zusammen, so entsteht Krebs, da das Immunsystem die täglich entstehenden Krebszellen nicht mehr erkennen und eliminieren kann.

Jede degenerative Entartung von Molekülen erkennt das Immunsystem als fremd, sodass Autoimmunreaktionen hinzukommen, als missglückter Versuch des Immunsystems, die fremdartig erscheinenden Substanzen zu zerstören, sodass die degenerativen Phänomene zusätzlich durch Autoimmunentzündungen beschleunigt werden, wie zum Beispiel bei der Psoriasis, der Vitiligo, der Sklerodermie, dem atopischen Ekzem (Neurodermitis), den Schilddrüsenentzündungen oder dem Diabetes des Typs I.

Zum System der Grundregulation gehört auch das Milieu im Innern des Darms mit dem immensen Ökosystem der Darmflora. Autoimmunprozesse werden, wie schon gesagt, durch ein krankes Milieu im Darm und eine entartete Darmflora begünstigt, weil die Immunzellen unter solchen Bedingungen die notwendige Immunkompetenz nur mangelhaft erwerben können, um Fremd und Eigen, Nützliches von Schädlichem zu unterscheiden. Autoimmunität und Allergien bedeuten, wie schon gesagt, Immunschwäche, ein Immunsystem, das seine Reaktionen nicht kontrollieren kann. Ein krankes Milieu im Darm ist ein riesiges Störfeld, das die Grundregulation und das Immunsystem im ganzen Organismus stark beeinträchtigt.

Das Integralgesetz der Nahrung[93]

Die von der Natur vorgegebenen pflanzlichen Nahrungsmittel entsprechen in der Zusammensetzung ihrer Inhaltsstoffe am genauesten dem biologisch vorgegebenen Bedarf. Dabei muss beachtet werden, dass die verschiedenen Teile der Pflanzen, die Blüten, Früchte, Kerne, Nüsse, Blätter, Stiele und Wurzeln, unterschiedliche Inhaltsstoffe haben. Manche Pflanzen schützen sich durch Toxine vor dem Tierfrass. Toxische Anteile müssen gemieden werden. Berücksichtigt man dies, so wird man der Forderung nach einer Nahrungsökonomie am ehesten gerecht, wenn man die Pflanze als Integral betrachtet und in seiner Ernährung alle Anteile berücksichtigt.

Die Lebendigkeit der Nahrung

Wie wir gesehen haben, ist ein hohes Energiepotenzial, ein hoher Anteil an lebendiger Nahrung aus Pflanzen, welche zur Fotosynthese fähig sind, von grösster Bedeutung zur Bekämpfung von Immunschwäche, Allergien, Autoimmunkrankheiten und aller degenerativen Krankheiten, wegen ihrer regenerativen Wirkung durch den hohen Gehalt an gespeicherten Photonen, der komplexen, das biologische System ordnenden Information, des Sonnenlichtes, die über die Fotosynthese und die lebendige Pflanzennahrung in uns gelangen. Zur Heilung der Allergien und Autoimmunkrankheiten ist ein hoher Anteil an lebendiger, vegetabiler Frischkost (Rohkost) von mindestens 70 %, am Anfang jeder Mahlzeit genossen, entscheidend. Dabei muss das Vitamin B12 ergänzt werden, das in Pflanzen nicht vorkommt. Ist die Krankheit tief eingedrungen und sind Autoimmunphänomene beteiligt, so ist eine reine Rohkostdiät aus lebendigen Vegetabilien, Pflanzenmilch und Nüssen über mehrere Monate notwendig. Sie enthält auch die Pflanzenstoffe mit pharmakologischer Wirkung für die Immunabwehr und Immunmodulation, die sogenannten sekundären Pflanzenstoffe (Phytochemicals), in reinster Form.

Die Bedeutung der Nahrungsökonomie[94]

Maximilian Bircher-Benner führte diesen Begriff in die Ernährungswissenschaft ein. Er bedeutet, dass die Nahrung in ihrer molekularen Zusammensetzung dem Bedarf des Organismus möglichst genau entsprechen muss. Ist dies nicht der Fall, steigert sich der Appetit und entsteht trotz grosser Nahrungsmenge ein Mangel an gewissen Nährstoffen.

Der Stoffwechsel ist erstaunlich leistungsfähig. In den Leberzellen ist er zudem um ein Vielfaches gesteigert. Dennoch hat seine Leistungsfähigkeit ihre Grenzen. Sind diese erreicht, so können die sinnlos zugeführten Nährstoffe nicht mehr ausgeschieden werden und bleiben in der Matrix des zarten Bindegewebes liegen, in der Zwischenzellsubstanz, die wie ein Nährboden den ganzen Körper durchdringt. Durch die allgemeine Übersäuerung und den oxidativen Stress, werden sie in unlösliche Formen verwandelt und lagern sich überall im Körper um die Kapillaren herum ab, als organische Säuren und degenerative Eiweisse (Amyloide). Diese Einlagerungen sind auch an der Beschaffenheit der Haut und des Unterhautfettgewebes als knotige Ablagerungen sichtbar, landläufig als „Cellulitis" bezeichnet. Durch diese Einlagerungen entsteht auch eine Resistenz gegen das Insulin und die anderen Hormone, welche den Appetit und den Energiehaushalt regulieren, was zu unkontrollierter Gewichtszunahme und Diabetes des Typs II führt.

Nahrungsökonomie bedeutet, dass die Ernährung in ihrer Zusammensetzung dem Bedarf unserer Biologie genau entsprechen muss, sodass nichts zu viel und nichts zu wenig zugeführt wird. Der Körper braucht sehr wenig Nahrung, aber deren Zusammensetzung muss möglichst genau auf den biologisch vorgegebenen Bedarf abgestimmt sein. Ein Übermass an sinnlos zugeführten Nahrungsstoffen kann unser biologisches System nicht bewältigen. Dies erzeugt die ganzen „Zivilisationskrankheiten", die unsere Spitäler und Arztpraxen füllen.

Die Nahrungsökonomie und die Nahrungsenergie sind für die Gesunderhaltung der komplexen Zwischenzellsubstanz und unseres Grundregulationssystems entscheidend, sowohl im Körper, im Immunsystem, in der Haut, als auch im zentralen Nervensystem, jenseits der Blut-Hirn-Schranke. Sinnlos und im Übermass zugeführte Nährstoffe und Giftstoffe aus einem kranken, überlasteten, übersäuerten Stoffwechsel und einem kranken Milieu im Magen und Darm, können nicht bewältigt, nicht ausgeschieden werden. Darum bleiben sie, wie schon gesagt, als degenerative Stoffwechselschlacken im komplexen System der Zwischenzellsubstanz liegen. Dort behindern sie nach und nach den lebenswichtigen Austausch an Stoffen, Gasen sowie die Speicherung und den Fluss der biologischen Information. Die Zwischenzellsubstanz, auch Matrix genannt, ist der Ort, wo die ganze Morbidität des „zivilisierten Menschen", seine Zivilisationskrankheiten, entstehen.

Sekundäre Pflanzenstoffe (Phytochemicals)

Nur in Pflanzen gibt es bioaktive, chemische Stoffe mit natürlicher, pharmakologischer Wirkung. Wir müssen uns vor Augen halten, dass Allergien und Autoimmunkrankheiten Folgen der Immunschwäche sind. Darum ist es für die Heilung wichtig, nicht nur die Nahrungsmittel mit immunmodulierender Wirkung, sondern auch diejenigen mit Immunsteigernder, mit antioxidativer Wirkung und mit Krebs bekämpfender Wirkung besonders zu berücksichtigen.

Nahrungsmittel zur Kräftigung und Modulation des Immunsystems

Eine Mangelernährung oder die allgemein verbreitete Fehlernährung mit viel tierischem Fett, Eiweiss, schwächt, wie bereits erklärt, das Immunsystem. Die *Carotinoide, besonders β-Carotin aus rohen Früchten und Gemüsen*, stimulieren die Vermehrung der Monozyten und Makrophagen (Fresszellen), die Bildung von Zytokinen, Tumor-Nekrosefaktor-α und Interleukin 1-β. *β-Carotin* erhöht auch die im Blut zirkulierenden natürlichen Killerzellen. Auch die *Vitamine A, C und D* stimulieren das Immunsystem. Die *Flavonoide Quercetin und Tangeretin* der Früchte und Gemüse modulieren das Immunsystem im Sinne einer besseren Kontrolle gegen überschiessende Reaktionen, Allergie und Autoimmunreaktionen und wirken der Erschöpfung des Immunsystems entgegen, die bei solchen Leiden immer vorhanden ist. Gewisse Flavonoide hemmen auch die Prostaglandinsynthese und wirken dadurch entzündungshemmend. Die *Sulfide von Knoblauch und Zwiebeln* wirken sowohl stimulierend auf das Immunsystem als auch modulierend gegen überschiessende Reaktionen, Allergien und Autoimmunreaktionen.

Nahrungsmittel mit antioxidativer Wirkung

Inkompetente Immunzellen reagieren in erster Linie gegen Gewebe, welche degenerativ verändert sind. Darum ist es für die Heilung der Autoimmunkrankheiten wichtig, diätetisch gegen diese oxidativen Alterungsprozesse einzuwirken. Zahlreiche epidemiologische Studien zeigen Zusammenhänge zwischen einem geschwächten antioxidativen System und einem hohen Risiko für Krebs, grauen Star, Herz-Kreislauf-Krankheiten, Arteriosklerose, Multiple Sklerose und anderen degenerativen Leiden[95]. Ein hoher Anteil an Gemüse und Obst, besonders in Form von Rohkost, ist der wirksamste Schutz gegen degenerative Leiden. Die Empfehlungen der deutschen Gesellschaft für Ernährung DGE wurden dieser Erkenntnis angepasst[51]. Flavonoide gehen durch das Schälen von Gemüsen und Obst teils verloren. Die schützende Wirkung der Carotinoide (Xanthine) geht durch Kochen ganz verloren[96]. Wir verweisen hier auf das Bircher-Benner Handbuch Nr. 24: „Zur Verhütung von Demenz und Alzheimerkrankheit", und auf das Handbuch Nr. 1 „Für Multiple Sklerose Kranke, Morbus Parkinson und andere neurodegenerative Leiden".

Nahrungsmittel gegen Krebs

Krebs ist kein Zufall. Wissenschaftlich anerkannt ist, dass bestimmte Ernährungsfaktoren Krebs begünstigen und ihn in Tierexperimenten auslösen. Bei Übergewicht ist das Krebsrisiko erhöht. Nitrite aus gepökeltem Fleisch und gespritzten Wintergemüsen fördern Magenkrebs. Alkohol und reichliche tierische Nahrung fördern Brustkrebs, Prostatakrebs und Dickdarmkrebs und die verschiedenen Arten von Hautkrebs. Eiweissreiche und an tierischen Fetten reiche Nahrung sowie Kaffee, fördern Bauchspeicheldrüsenkrebs. Bei regelmässigem Alkoholkonsum, auch in moderater Menge, ist das Risiko für Mund- und Speiseröhrenkrebs deutlich erhöht. Aflatoxine aus angegrauten Nüssen erhöhen das Risiko, an einem Leberzellkrebs zu erkranken. Kaffee fördert Blasenkrebs. Reichliche tierische Nahrung fördert Dickdarmkrebs, Brustkrebs, Prostata- und Hautkrebs. Wir verweisen auf das Bircher-Benner Handbuch Nr. 17: „Zur Verhütung und begleitenden Therapie der Krebskrankheit".

Wichtig ist auch zu wissen, dass Vegetarier nur halb so oft an Krebs erkranken wie Omnivoren[97]. Die Ernährung, welche das maligne Melanom bekämpft und ihm vorbeugt, wurde im entsprechenden Kapitel unseres Handbuches Nr. 21: „Für Hautkranke und Hautempfindliche", beschrieben. Ganz besonders vor Krebs schützende Nahrungsmittel sind: *Brokkoli, Grünkohl, Karotten, Tomaten, Vollweizen, Vollgerste, frische Sojabohnen, Aprikosen, Zitronen, Knoblauch, Zwiebeln und Leinsamen, alle möglichst in rohem Zustand. Etwas weniger stark, aber doch entscheidend kräftig wirken aber auch alle anderen Gemüse und Früchte gegen Krebs*[98,99,100]. Die *Vitamine A, B12, C, D und E und die Spurenelemente Selen und Zink* sind für den Krebsschutz ganz wichtig. Die Werte müssen in den oberen Normbereich gebracht werden. Die sogenannten *Ballaststoffe der Pflanzennahrung* binden im Darm krebserregende Substanzen an sich, sodass sie durch den Stuhl ausgeschieden werden. Sie vermindern wirksam deren Aufnahme ins Blut. Die *Rohkostdiät* erhöht den Sauerstoffgehalt aller Gewebe, was Krebszellen, gegenüber gesunden Zellen, benachteiligt. Fette sind zu vermeiden und durch *hochwertige ungesättigte Pflanzenöle* zu ersetzen.

Bei Krebsgefahr oder Krebs ist das Immunsystem erschöpft. Der informierte Arzt erkennt dies am Blutbild, an zu tiefen Lymphozyten im Verhältnis zu erhöhter Zahl der neutrophilen Granulozyten. Dabei ist die Bildung der Lymphzellen der Th1-Schiene erschöpft. Hier ist es wichtig, das einfach ungesättigte Olivenöl mit viel frischem *Leinöl (Omega 3)* zu kombinieren, um die Lymphozyten der Th1-Schiene zu veranlassen, die Aktivität der Zellen der Th2-Zellbildung zu mässigen, damit sich das Immunsystem erholen kann *(Immunmodulation)*. Die *Phytinsäure* der Hülsenfrüchte und Getreide stimuliert ebenfalls die Aktivität der Killerzellen und wirkt dadurch stimulierend auf das Immunsystem. *Knoblauch und Zwiebeln* modulieren das Immunsystem in idealer Weise, indem sie es kräftigen, gleichzeitig entzündungshemmend und antibiotisch wirken und es gegen übermässige Reaktionen, Allergie und Autoimmunreaktionen schützen. Dies alles zu beachten ist für die Verhütung und Bekämpfung der verschiedenen Arten von Krebs, Allergien und Autoimmunkrankheiten von grosser Bedeutung. Im Bircher-Benner Handbuch Nr. 4: „Frischsäfte, Rohkost und Früchtespeisen", finden Sie Nahrungsmitteltabellen zu diesen Wirkungen.

Nahrungsmittel zur Bekämpfung von Infektionskrankheiten

Wurde gegen eine Autoimmunkrankheit eine immunsuppressive Therapie durchgeführt, so bleibt das Immunsystem auch nach dem Absetzen derselben geschwächt. Darum ist es wichtig, auch die antimikrobiell (antibiotisch) wirkenden Nahrungsmittel besonders zu berücksichtigen. Sie wirken nicht nur gegen Bakterien, sondern auch gegen Viren. Wir haben gesehen, dass virale Infektionen des Nasen-Rachenraums als Vorboten von Allergien und Asthma gelten. Antibiotisch wirkt alles frische Obst und Gemüse. Besonders stark antibiotisch wirken *Knoblauch, Kresse, Meerrettich, Tomaten und Vollgetreide*. Wir verweisen hier auf die Tabellen des Bircher-Benner Handbuches Nr. 4: „Frischsäfte, Rohkost und Früchtespeisen", und auf das Bircher-Benner Handbuch Nr. 5: „Zur Steigerung der Immunabwehr und gegen Infektanfälligkeit".

Der nutritive Reiz

Die Diät kann ihre Wirkung viel besser entfalten, wenn durch den sogenannten „nutritiven Reiz" die Körperzellen vorgängig aufnahmefähig gemacht werden. Zusätzlich zur Diät wird dieser ausgelöst durch den Einfluss von Licht, Luft, Wasser und körperliche Tätigkeit. Auch die seelische Haltung hat einen grossen Einfluss auf den Heilungsvorgang. Durch eine angepasste Dosierung dieses „Reizes" kann man selbst einen grossen Beitrag zu seiner Heilung leisten. Dabei muss man sich dessen bewusst sein, dass auch hier die Regel gilt: *schwache Reize stärken die Vitalität, mittelstarke fördern sie und starke Reize hemmen die Vitalität.*

Die Bedeutung der Bewegung

Verschiedene Arten der Bewegung sind sinnvoll. Dabei ist massvolle Anstrengung wirksamer als Kraft- und Leistungssport. Ein tägliches Wandern während mindestens einer Stunde gehört immer in den Therapieplan. Dass gemässigtes Gehen, leicht aufwärts und leicht kühl gekleidet, am wirksamsten ist, wurde wissenschaftliche nachgewiesen[101].

Die Bedeutung des Klimas

Für Ferien und Kuraufenthalte ist es wichtig, die Stärke des Reizes des Klimas zu beachten. Das Mittelgebirge, zwischen 600 und 800 m. ü. M. und die Ostsee, sind Regionen mit mittelstarkem Reiz. Sie sind besonders geeignet für Menschen, die an Herzbeschwerden leiden. Das Hochgebirge über 1000 m. ü. M. und die Nordsee sind starke Reizklimata. Sie sind für Herzkranke ungeeignet, aber ideal für Immunschwäche, für Hautkranke, bei Allergien, Asthma und anderen Lungenbeschwerden, für allgemein geschwächte Menschen und wenn noch keine Beschwerden vorhanden sind.

Die Bedeutung des Schlafs

Besonders wichtig ist der Vormitternachtsschlaf, da nach der Mitternacht die erholenden, tiefen NON-REM-Schlafphasen fast nicht mehr vorkommen. Mindestens 8 Stunden, besser 9, sind notwendig, wo irgend möglich 2½ Stunden vor Mitternacht. Der REM-Schlaf, nach Mitternacht, dient wenig der Erholung, sondern der seelischen Verarbeitung und der Vertiefung des Gedächtnisses. Es ist die Zeit, wo Gelerntes und Erlebtes sich „setzt" und die Auseinandersetzung mit Inhalten unseres unbewussten Seins stattfindet. Er ist entscheidend für die seelische Gesundheit. Schlaf ist durch nichts anderes zu ersetzen.

Hüten Sie sich vor chemischen Schlafmitteln. Sie zerstören nachhaltig die Schlaffähigkeit, schädigen das Gedächtnis und gefährden die seelische Gesundheit. Oft ist bei Schlafstörungen eine elektromagnetische Belastung vorhanden oder es liegt eine Angst zugrunde, welche verhindert, dass man das für den Schlaf nötige Vertrauen findet. Dann ist ärztliches Verständnis von grosser Bedeutung. Tiefe Ängste können durch Psychopharmaka (Anxiolytika) nicht geheilt werden, wogegen die klassische Homöopathie in der Hand des erfahrenen Arztes und in hoher Potenz, von grosser Hilfe sein kann. Wir verweisen hier auf unser Bircher-Benner Handbuch Nr.20: „Für die Überwindung von Angst und Depression".

Die Bedeutung der Pflege der Haut

Die Haut ist das grösste Organ unseres Körpers. Nicht nur gibt sie uns das vollendete, harmonische Aussehen, sie hilft mit bei der Bildung von Vitalstoffen, sie schützt vor schädlicher Strahlung, vor Fremdstoffen, vor Verletzungen, wehrt sich gegen Eindringliche, reguliert den Wärmehaushalt, bewahrt die notwendige Feuchtigkeit, sie atmet und hilft mit bei der Ausscheidung von Giftstoffen. Um all dies leisten zu können, muss sie atmen können, muss sie regelmässig in angemessenem Mass besonnt werden, belebt werden, durch sanfte Pflege, durch Trockenbürsten, durch sanftes Anregen ihrer Regulationsfähigkeit durch Wärme, im Wechsel mit anschliessendem angemessenem Reiz mit kalten Güssen, Duschen, Wechselbädern. Luft, Licht und Wasser sind für das Hautleben ganz besonders wichtig. Durch sie wird die Durchblutung der einzelnen Hautschichten gefördert, damit sie funktionstüchtig bleiben oder wenn sie erkrankt ist, die Störungen möglichst rasch beseitigt werden. Zu warme und zu enge Kleidung verhindern die Hautatmung. Die natürliche Verdunstung auf der Körperoberfläche wird verhindert und die Haut verliert die Fähigkeit, auf Wärme- und Kältereize angemessen zu reagieren.

Das Luftbad
Ein regelmässiges Luftbad ist ganz wichtig für das Immunsystem und die Haut: man legt sich anfangs je 5 Minuten pro Körperseite, dann jeden Tag etwas länger, in den Schatten, möglichst unbekleidet oder nur sehr luftig bekleidet. Dadurch wird die Regulationsfähigkeit der Haut täglich angeregt. Sehr gut kann man dies auch im Winter im Schlafzimmer bei geöffnetem Fenster tun.

Das Sonnenlichtbad
Ist das Immunsystem krank, so legt man sich unbekleidet an die Sonne, bedeckt aber den Kopf mit einem roten Seidentuch, damit die Reizstrahlung aufgefangen wird und nur die heilende Strahlung wirksam wird. Man beginnt zunächst mit 5 Minuten auf jeder Seite, wobei der Kopf am Schatten liegen muss. Wird dies gut vertragen, so kann man allmählich steigern bis auf 20 Minuten für jede Körperseite. Den Abschluss bildet eine kühle Dusche. Im Winter kann dies wenigstens hinter einem grossen Fenster getan werden oder mit einer Quarzlampe („Höhensonne") mit geschützten Augen, wobei aber mit nur 1 Minute begonnen werden darf. Nach 4 Bestrahlungswochen, sind 2 Wochen Pause notwendig.

Das Trockenbürsten
Dieses belebt die Haut und den Kreislauf. Es lässt sich gut mit einem Luftbad kombinieren. Mit einer nicht zu rauen und nicht zu harten Naturbürste mit langem Stiel den Körper, Glied um Glied, kräftig abbürsten bis zur Durchwärmung.
Dauer: 5–10 Minuten.

Die Wasseranwendungen

Allergie ist Immunschwäche, da ist es ganz wichtig, die Körperregulationen durch anregende Anwendungen zu stärken. Die Hydrotherapie wurde vom französischen Arzt Théophile de Bordeu, und in Deutschland von den niederschlesischen Ärzten Siegmund Hahn (1664–1742) und besonders von dessen Sohn Johann Siegmund Hahn (1696–1773) entwickelt. 100 Jahre später entdeckte der damalige Philosophie-Student Sebastian Kneipp (1821–1897) in der Münchener Hofbibliothek Johann Siegmund Hahns Büchlein: „Von der wunderbaren Wirkung des Wassers." Er heilte seine Tuberkulose im Winter mit kalten Bädern in der Donau und brachte die Hydrotherapie zu Weltruf. 1899 berief die Universität Wien Wilhelm Winternitz an einen neu errichteten Lehrstuhl, der die Hydrotherapie auf wissenschaftliches Niveau brachte. Maximilian Bircher-Benner gehörte zu seinen „Schülern".

Die natürlichste Wasseranwendung ist das Schwimmen. Die kräftige Körperbewegung unterstützt die Blutzirkulation. Doch ist das Wasser noch immer in manchen öffentlichen Schwimmbädern chloriert, was sehr toxisch ist, die Haut und die Augen angreift. Zudem gefährden die Chlordämpfe der Schwimmbäder für neurodegenerative Krankheiten. Bei kräftiger Konstitution wirken Güsse mit kaltem Wasser gut. Vor jeder Anwendung mit kaltem Wasser muss der Körper gut durchwärmt sein und danach muss man ruhen. Die wechselwarme Regendusche wird in vielen Fällen als besonders wohltuend empfunden.

Bäder

Vollbäder mit Kamillenextrakt
Diese sind bei infektiösen Hautkrankheiten und degenerativen Veränderungen der Haut sehr wirksam. Die Kamille wirkt antibiotisch, entzündungshemmend und fördert die Regeneration der Gewebe.

Bäder mit Mandelöl
Als Dauerbad zur Durchwärmung, Beruhigung, Verbesserung des Schlafs, kann es wohltun, bis zu einer Stunde in diesem Bad zu bleiben, wobei man die Wassertemperatur durch Zugiessen beibehalten muss.

Bäder mit Mandelöl und ätherischem Lavendelöl
Gibt man ätherisches Lavendelöl dazu, so wirkt dieses beruhigend, antimikrobiell, entzündungshemmend und regenerierend. Lavendelöl wird auf allen Schleimhäuten sehr gut vertragen, ausser auf der Bindehaut der Augen. Dem Vollbad können 20 Tropfen reinen Lavendelöls zugesetzt werden. Wo sich Risse gebildet haben, kann es auch unverdünnt immer wieder direkt aufgetragen werden.

Bäder mit ätherischem Geranienöl
Die Wirkung ist ähnlich wie Lavendel, Geranienöl wirkt aber auf den Schleimhäuten etwas aggressiver, sodass man zuerst vorsichtig mit wenig versuchen muss.

Das Heublumensitzbad oder Heublumenschenkelbad
Dieses leitet Kopfschmerzen ab, fördert den Schlaf, regt die Regel an, wirkt krampflösend auf die Gebärmutter, die Blase, und den Darm. Das Heublumen-

sitzbad ist eine gute Vorbereitung für das Kuhne'sche Reibesitzbad.

Man sitzt im Holztrog oder in der halb vollen Badewanne, mit den Füssen ausserhalb im Trockenen. Auch der Oberkörper und die Arme sind im Trockenen.

Pro Sitzbad benötigt man einen Absud von ½ Pfund Heublumen.

Dauer: 15–20 Minuten bei 38 °C, 2–3-mal pro Woche.

Das Kuhne'sche Reibesitzbad
Dieses wirkt anregend auf die Unterleibsorgane und das hormonelle System. Man muss vorher gut durchwärmt sein. Man setzt sich in die Badewanne, die Dusche oder im Freien auf einen Schemel, vor welchen man einen Eimer mit kaltem Wasser hingestellt hat, die Füsse zu beiden Seiten des Eimers und klatscht die Innenseite der Oberschenkel, den Beckenboden und den Unterleib bis zum Nabel und das Kreuz mit einem kalt durchtränkten Handtuch ab. Man beginne mit 5-mal pro Sitzung und steigert bis auf 30–60-mal. Danach ist ein prickelndes Wärmegefühl vorhanden und man soll zugedeckt nachruhen.

Das Hauffe-Schweninger-Armbad
Dieses ist eine spezielle Form von Armbad, bei dem man die Wassertemperatur innerhalb von 15–20 Minuten von 32 °C auf 39 °C steigert. Es entspannt die Koronararterien, entlastet das Herz, entspannt die Bronchien, beruhigt Gedanken, wirkt allgemein beruhigend und entspannend.

Das aufsteigende Armbad
Dieses bewirkt eine Erweiterung der Gefässe im ganzen Körper, sodass es den Blutdruck entlastet. Einen oder beide Arme bis Mitte Oberarm in Wasser von 38 °C tauchen (Waschbecken), langsam Temperatur steigern bis auf 45 °C. Dauer 20 Minuten. Anschliessend ½–1 Stunden liegen, tief atmen.

Das Überwärmungsbad
Dass dieses Bad eine starke, die Immunabwehr steigernde Wirkung hat, ist wissenschaftlich nachgewiesen. Dabei wirkt es auch modulierend auf das Immunsystem, sodass es sich bei Allergien und Autoimmunkrankheiten eignet. Die Voraussetzung ist ein gesundes Herz. Es ist wichtig, eine Begleitperson bei sich zu haben. Man legt das Bett mit Badetüchern aus. Dann steigt man in ein angenehm warmes Vollbad und steigert die Temperatur allmählich bis auf 41 °C. Dann geht man aus dem Bad und legt sich, ohne sich abzutrocknen sofort ins Bett und deckt sich warm zu. Beim Aussteigen aus dem Bad muss man vorsichtig sein, wegen möglichem Schwindel, wobei man begleitet sein soll und sich sofort mit dem Kopf zu den Füssen bücken soll, falls man eine Leere im Kopf verspürt. Im Bett schwitzt man ½ Stunde nach, trocknet sich dann ab und legt sich trocken zum Schlafen. Bei jeder Art von Immunschwäche, auch bei Krebs, ist dieses Bad eine wertvolle Hilfe und besonders bei Infektionen, auch wenn diese mit Fieber verlaufen. Das Schwitzen im Bad wirkt nicht kühlend, sodass der Körper dazu gezwungen wird, mindestens 38,5 °C Fieber zu erzeugen. Fieber ist ein ganz wichtiges Element der Immunabwehr. Es aktiviert das Immunsystem gegen Viren, Bakterien und Pilze, führt zu intensiver Durchblutung aller Organe und Gewebe und aktiviert die Entzündungszellen und Entzündungsmediatoren.

Das Wechselfussbad
Dieses Bad leitet Kopfschmerzen ab, fördert den Schlaf, durchwärmt den Körper. Man verwendet zwei Becken, eines mit warmem Wasser zwischen 38 °C und 45 °C, das andere mit kaltem Wasser. Man taucht die Füsse zuerst 3 Minuten ins warme, dann ¼–½ Minuten ins kalte Wasser und

sofort wieder ins Warme und so 2–3-mal im Wechsel. Immer mit kaltem Wasser aufhören.

Das Wassertreten
Das Wassertreten wirkt beruhigend, entlastet den Kopf und das Herz. Besonders günstig wirkt es bei benommenem schmerzendem Kopf. In einem Bach oder Becken, das bis zu den Knöcheln mit kaltem Wasser gefüllt ist, geht man an Ort 1–6 Minuten lang. Anschliessend soll man eine Stunde wandern. Im Sommer kann man stattdessen früh morgens in einer Tauwiese laufen.

Die wechselwarme Waschung
Sie belebt den Kreislauf, fördert die Wärmeregulation, regt die Haut an. Mit einem gut genässten Frottierhandtuch wird Glied um Glied einzeln warm und dann sofort kalt abgewaschen, anschliessend trocken reiben. Reihenfolge: Arme, Beine, Brust, Bauch, Rücken.

Die Wechseldusche
Sie wirkt wie die wechselwarme Waschung. Man duscht sich mit der Brause 2 Minuten heiss, bis man gut durchwärmt ist, dann ½–¼ Minute kalt, 2–3-mal hintereinander im Wechsel, bis prickelnde Rötung und innere Wärme entsteht.

Der Nackenguss
Er wirkt deutlich antidepressiv. Nach gründlicher Durchwärmung unter der Dusche begiesst man sich den Nacken kalt, trocknet sich ab und legt sich zur Ruhe.

Empfindliche Menschen reagieren rascher und besser auf solche Anwendungen. Es können Teilanwendungen und Ganzanwendungen gemacht werden.

Lichtbäder

Das Dauerlichtbad
Kohlendampfglühbirnen sind noch immer erhältlich. Die tunnelförmigen Bettlichtbögen mit 8 Lampen, die über den liegenden Patienten ins Bett gestellt werden, mit einer Decke darüber, wurden für die Therapie der Tuberkulose und anderer Infektionskrankheiten verwendet. Leider sind sie aus den Krankenmagazinen der Gemeinden verschwunden. Diese Therapie eignet sich für Menschen mit Immunschwäche, und Autoimmunreaktionen, Neurodermitis oder Psoriasis. Beim Bettlichtbad darf man aber nur 2–4 Lampen einschalten, sodass man nicht schwitzt. Es bewirkt eine milde, allgemeine Entspannung und Durchwärmung. Dauer: 20–60 Minuten, anschliessend Ruhe, evtl. Schlaf.

Das Lichtschwitzbad
Dieses wirkt entwässernd, entgiftend, das Körpergewicht senkend und erhöht die Widerstandskraft gegen Infektionskrankheiten. Unter dem Lichtbogen ist der Patient gut bis zum Kopf eingehüllt. 8 Birnen werden angezündet bis zum Schweissausbruch. 5 Minuten schwitzen pro Körperseite, dann kurze, kalte Abwaschung. Nachdampfen und 1 Stunde nachruhen im Bett. Es eignet sich nicht für Menschen mit Neurodermitis, da das Schwitzen meistens Jucken hervorruft. Aber zur Pflege gesunder Haut und bei anderen Hautkrankheiten, besonders denjenigen mit Autoimmunreaktionen, ist es hilfreich.

Allgemeine Richtlinien zur Ordnungstherapie

Die Grundpfeiler der Therapie

Im Therapieplan müssen folgende vier Bereiche beachtet und konsequent angegangen werden:

- die in diesem Buch beschriebene Diät,
- die Lebensordnung,
- das Körpertraining,
- die körperliche und seelische Hygiene.

Die Bircher-Benner Heildiät

Zur Durchführung der Diät
Wie wir gesehen haben, ist der Zustand des Milieus im Darm und des enteralen Immunsystems für die Verhütung und Heilung jeder Art Allergie und Autoimmunreaktionen entscheidend. Aus der Grundlagenforschung und aus klinischen und epidemiologischen Arbeiten ist heute die Basis gelegt worden für ein Umdenken, für ein frühzeitiges Angehen der Ursachen schon im Kindesalter, und für eine ganz andere, neue Ernährung, so wie sie in unseren Handbüchern beschrieben ist.

Leidet man an einer Autoimmunkrankheit oder an starken Allergien, so ist die Rohkostdiät der ersten zwei Diätstufen am wirksamsten. Diese Heildiät muss durchgeführt werden, bis keine bedeutende allergische Reaktionen mehr erscheinen und die Autoimmunkrankheit sich beruhigt hat. Je nach dem Leiden kann dies einige Monate, bei einer schweren, systemischen Autoimmunkrankheit zwei Jahre dauern. Es ist der Weg, welcher die Ursache angeht und die Krankheit von Grund auf heilt.

Die Ernährung soll für gesunde Menschen aus *drei Mahlzeiten* bestehen. Unsere Hormonspiegel richten sich nach dem Sonnenstand, dem Tageszyklus mit Maximum am Mittag. Darum ist es biologisch vorgegeben, dass die eigentliche *Hauptmahlzeit am Mittag* sei, mit morgens und abends einer leichten, frugalen Nebenmahlzeit. Nur bei Diabetes sind 2–3 weitere kleine Zwischenmahlzeiten notwendig.

Jede Mahlzeit muss *mit Früchten beginnen* wegen ihres hohen Gehalts an vor Krebs schützenden Flavonoiden, denn diese wirken nur während rund 4 Stunden. Obst ist reich an Enzymen, sodass es ganz leicht verdaulich ist. Früchte bleiben, besonders wenn man dazu etwas trinkt, nicht im Magen liegen. Das Obst gelangt direkt in den Zwölffingerdarm und unterhält im ganzen Darm die gesunde Darmflora. Zum Obst können Nüsse und Mandeln genossen werden. Am Mittag soll *Salat und Rohgemüse* nachfolgen, fein und geschmackvoll zubereitet und schön angerichtet. Da nun die Speisen längere Zeit im Magen bleiben, soll man nun *nicht mehr trinken*, um die Säure und die Verdauungsenzyme im Magen nicht zu verdünnen. *Zum Anrichten sollen für die Salatsaucen ausschliesslich kalt gepresste Pflanzenöle* verwendet werden, wie Sesam-, Sonnenblumen-, Raps-, Distel- oder Olivenöl. Das Olivenöl enthält, im Gegensatz zu den anderen erwähnten Ölen, die mehrfach ungesättigten Fettsäuren kaum. Das Sonnenblumenöl enthält besonders viele Omega-6-Fettsäuren, welche bei Immunschwäche geeignet sind, nicht jedoch bei Allergien und Autoimmunreaktionen. Immer soll mindestens 1/3 *Leinöl* zugegeben werden, um den Gehalt an Omega-3-Fettsäuren sicherzustellen, welche die Kontrolle des Immunsystems gegen übermässige Reaktionen verbessert. Olivenöl enthält überwiegend einfach ungesättigte Fettsäuren, sodass es im Gegensatz zu allen mehrfach ungesättigten Pflanzenölen erwärmt werden (bis zu 170 °C) und an warme Speisen gegeben werden darf.

Gekochte Speisen sind nicht nötig, jedoch besonders im Winter zur Hauptmahlzeit angenehm. Um gesund zu bleiben, sollten sie der Rohkost nachfolgen und höchstens 30 % der Mahlzeit ausmachen. Am geeignetsten sind ein bis zwei Gemüse und dazu etwas Vollreis, Kartoffel, Mais, Hirse, Quinoa oder Gerste in Vollkornqualität im Dampfkochtopf oder Steamer zubereitet. *Salz* muss sparsam eingesetzt werden, besonders, wenn ein Bluthochdruck schon besteht. Wegen der Verschmutzung der Meere geben wir heute dem Steinsalz den Vorrang gegenüber dem Meersalz. Man kann mit wenig Salz sehr geschmackvoll kochen und stattdessen mit Zwiebeln, Knoblauch und Kräutern aller Art einen reichen, duftenden Geschmack erreichen und sein Immunsystem stärken. Dies kann man leicht erlernen. Vergleichen Sie hierzu unser Bircher-Benner Handbuch Nr. 9: „Essensfreude ohne Kochsalz", mit bewährten Rezepten aus der berühmten Bircher-Benner-Klinik.

Als *Frühstück* eignet sich das Birchermüesli nach dem in diesem Buch vorhandenen Originalrezept mit Mandelpüree besonders, und dazu eine frisch zubereitete Mandel- oder Sesammilch. Auch zum Müsli soll etwas *Leinöl* zugegeben werden. Wegen des Gehalts des Obsts an Fruktose und Sorbit benötigt diese Früchtespeise wenig Insulin. Das Birchermüesli sättigt voll bis zum Mittagessen. *Alle Reizmittel,* wie koffeinhaltige Getränke, müssen gemieden werden. Ist man gesund und muss man nicht Gewicht verlieren, so kann man zum Birchermüesli 1–2 Scheiben Vollkornbrot mit etwas frischer Butter und Honig geniessen.

Am Beginn jeder Diät zur Heilung einer Immunschwäche, ist eine mehrwöchige Heildiät aus reiner vegetabiler Frischkost (Rohkost) angezeigt. Diese bewirkt eine tief greifende Umstellung des Stoffwechsels, des Milieus im Darm und der Darmflora, eine Kräftigung des Immunsystems und eine Ausscheidung der Stoffwechselschlacken im zarten Bindegewebe. Sobald Laboruntersuchungen und der klinische Befund zeigen, dass die Immunschwäche korrigiert ist und die allergischen Symptome sich zurückgebildet haben, kann $1/3$ warme, gekochte oder gebackene Kost nachfolgen. Die Mengen der warmen Kost sollen klein gehalten werden, besonders bei Übergewicht. Ist ein Diabetes mellitus vorhanden, so empfehlen wir, nach dem Bircher-Benner Handbuch Nr. 7: „Für Diabetiker", vorzugehen.

In Verbindung mit einer neuen, allgemein gesunden Lebensweise mit viel Vormitternachtsschlaf, täglichem Wandern und Bewegen, einer guten, geordneten Einteilung des Tages, dem Meiden von unnötigem Stress und Meiden aller Reizstoffe, erfüllt die in diesem Buch beschriebene Heildiät die Forderung nach einer vollständigen Ausheilung des Darms und seines Mikrobioms, des Immunsystems und des Stoffwechsels, sodass die Voraussetzung für die Heilung durch die Ursache der Krankheit gegeben ist. Nach der Ausheilung der Immunschwäche, der Allergien oder der Autoimmunkrankheit genügt die frischkostreiche Vollwertkost. Es ist aber wichtig, immer wieder Rohkostwochen einzuplanen.

Man achte auf einen hohen Gehalt an bioaktiven, sekundären Pflanzenstoffen und Vitaminen, besonders die Vitamine A, B-Komplex, C, D, E und B12 und die Spurenelemente Chrom, Zink und Selen müssen in den oberen Normbereich gebracht werden. Lecithin, Inosit und Cholin, oft als Halbvitamine bezeichnet, wie auch die *Omega-3-Fettsäuren*, sind wichtige Stabilisatoren der Zellmembranen und deren „Kraftwerke", der Mitochondrien. Sie sind zudem für die korrekte Verteilung der Fettstoffe (Lipide) im Körper von grosser Bedeutung und sollen in der Nahrung reichlich vorhanden sein. Reich an Inosit sind *Bohnen, Zitrusfrüchte, Vollkorn, Nüsse und grünes Blattgemüse. Cholin ist in vielen Gemüsen, wie Soja, Bohnen und Kohl* reichlich vorhanden. Meist ist es in den Pflanzen an *Lecithin* gebunden.

Das Phospholipid Lecithin ist nicht nur im Eigelb, sondern auch in allen Pflanzen, besonders reichlich in *Ölsaaten* wie *Leinsamen, Sonnenblumenkernen* and anderen Pflanzensamen, in *Getreidekeimen,* in *Vollkorn* und *Sojabohnen* enthalten. Lecithin schützt die Darmwand vor Bakterien und Toxinen. Es enthält mehrfach ungesättigte Fettsäuren und ist am Schutz des Cholesterins beteiligt, das im LDL-Molekül „verpackt" von seinen Syntheseorten in der Leber und Darmschleimhaut zu den Membranen der Zellen des ganzen Körpers und in das Myelin der Nervenscheiden des peripheren und zentralen Nervensystems gelangt. Die mehrfach ungesättigten Fettsäuren des LDL-Cholesterins sind besonders anfällig auf *oxidativen Stress*, wogegen die vegetabile Frischkost (Rohkost) in hohem Masse wirksam ist.

Kur- und Speisepläne

Die erste Diätstufe – die Frischsaft-Mandelmilch-Diät

Zur Vereinfachung haben wir die Diät in vier Stufen eingeteilt. Die erste Diätstufe, die Frischsaft-Pflanzenmilch-Diät, eignet sich für den Anfang, da sie eine rasche Umstellung des intestinalen Milieus und des Stoffwechsels bewirkt und das Immunsystem nicht nur entlastet, sondern es kräftigt. Gut ist, wenn man sie während der Ferien für 5–7 Tage durchführen kann. Wenn man nicht berufstätig ist, kann man diese Stufe ohne weiteres 3–4 Wochen lang durchführen. Nach der ersten Umstellung fühlt man sich dabei manchmal etwas verträumt, erhält mehr Zugang zu verdrängten Gefühlen und Erlebnissen, danach fühlt man sich sehr wohl.

Die zweite Diätstufe – die vegane Rohkostdiät

Nach der Frischsaft-Mandelmilch-Diät soll man auf die zweite Diätstufe übergehen, auf die vegetabile Rohkost. Krankheiten, bei denen Autoimmunreaktionen oder Allergien bedeutend sind, wie die rheumatoide Arthritis, die Hashimoto- oder die Basedow-Thyreoiditis, die Neurodermitis, die Rosazea, die Psoriasis, der Lupus erythematodes oder die Sklerodermie, heilen am raschesten aus, wenn man über viele Wochen bis Monate auf dieser Diätstufe bleibt. Dabei lohnt es sich, immer wieder einen Frischsaft-Tag dazwischenzuschalten. Je tiefer die Krankheit ins Immunsystem eingedrungen ist, desto länger muss man auf dieser Diätstufe bleiben. Neben ihrem hohen Gehalt an bioaktiven sekundären Pflanzenstoffen, entfaltet diese Diät eine enorme Heilungskraft durch ihr hohes biologisches Energiepotenzial aus der Information, die in den Photonen der lebenden Pflanzenzellen gespeichert ist. Sie entlastet ein durch chronische Infekte oder Immunschwäche erschöpftes Immunsystem. Hinzu kommt, dass sie die Überwucherung des Mikrobioms mit pathologischen Keimen am raschesten beseitigt, was, wie wir gesehen haben, von grosser Bedeutung ist für die Heilung jeglicher Art von Immunschwäche und Überreaktionen des Immunsystems.

Die dritte Diätstufe – vegane, weizen- und hefefreie Diät mit 1/3 warmer Vollwertkost

Sobald die Erscheinungen der Immunschwäche praktisch ganz verschwunden sind, kann man auf die dritte Diätstufe übergehen, die vegane, weizenfreie Vollwertkost. Mit Hefeextrakten muss man vorsichtig sein, da viele Menschen auf diese allergisch reagieren. Dies kann aus einem IgG-4-Allergietest abgelesen werden. Dieser Test ist bei allen Krankheiten, bei denen Allergien und Autoimmunphänomene bedeutend sind, ganz wichtig, damit die Diät individuell angepasst werden kann.

Die vierte Diätstufe – die lakto-vegetabile Vollwertkost

Sobald die Krankheit längere Zeit ganz ausgeheilt ist, kann man ganz vorsichtig Weizen und etwas naturbelassene Milchprodukte aus dem Reformhaus einführen, immer unter Beobachtung, ob man dies verträgt. Gesäuerte Milchprodukte wie Joghurt, Kefir, Sauerrahm oder Quark sind vorzuziehen. Diese dürfen weder aus pasteurisierter, noch UHT-behandelter Milch erzeugt worden sein.

Immer muss der *Vitamin-D3-Spiegel* und der *Vitamin-B12-Spiegel* kontrolliert werden. Beide müssen an der oberen Normgrenze gehalten werden, auch *Zink und Selen*. Die Diät ist sehr reich an Folsäure, Vitamin E und mehrfach ungesättigten Pflanzenölen. Es lohnt sich, die Diät immer durch *3 × 1 Esslöffel kalt gepresstes Leinöl* zu ergänzen, damit sie von den immunmodulierenden Omega-3-Fettsäuren genug enthält. Die Heilung der meisten Immunschwächekrankheiten verlangt viel Konsequenz und Geduld, aber es lohnt sich unbedingt, konsequent zu sein und durchzuhalten.

Anmerkungen zur ersten Diätstufe
Am Anfang kann das Körpergewicht um 1–2 kg fallen, bei entsprechender Harnflut. Denn es wird viel Wasser mit Giftstoffen ausgeschieden. Sind die Symptome stark, so kann eine Reihe einfacher Hilfen gegeben werden, Kompressen, Aufschläge, Massage, Dauerbad usw., wie sie in der Übersichtstabelle (Tabelle Seite 68) aufgeführt sind. Bei starken Reaktionen empfehlen wir, den Frischsaft-/Mandelmilch-Diättag für weitere 1–2 Tage zu wiederholen, bis alle Symptome vorüber sind, um dann weiter auf Stufe II: Rohkost, später auf Rohkost mit Zulage – und schliesslich auf die fettarme, salzlose Übergangsdiät aufzubauen (siehe Kurplan 1. Woche, Seite 71, Menüs und Rezepte).

Mögliche Reaktionen bei der ersten Diätstufe, der reinen Frischsaft-Mandelmilch-Diät und deren Behandlung

Typische Reaktionen an Fastentagen (Vollfasten oder Bettsaft-Tag)	**Gegenmassnahmen (Alle hier erwähnten Wasseranwendungen sind auf Seite 61 erklärt)**
Kopfschmerzen, Migräne, Übelkeit, Erbrechen, belegte Zunge, Hunger, Durst (erster Nachmittag, nächster Morgen überwunden)	Dunkles Zimmer, frische Luft, vollständiger Nahrungsstopp, Bittertee oder Blähungstee, Kamillentee, Zitronensaft
Verstopfung, Blähungen	– Heisse Bauchkompressen, Leibwickel, auch nachts – Heisse oder kalte Rückenkompressen auf Nacken und Rücken, je nach Bedürfnis und Aussentemperatur – Ableitende, krampflösende Bindegewebsmassage – Abführen: 2–3-mal 1 Liter Kamilleneinlauf, Treacle (Einlauf mit Zuckermelasse, 2–3 Essl. auf ½ Liter Wasser).
Niedergeschlagenheit, Heftigkeit, Gereiztheit, Unruhe, Affektausbrüche	– Aussprache – Ruhige, sichere, vertrauende Atmosphäre. Wenn nötig Ortswechsel zum Safttag
Unkontrollierbarer Diskussionsschwall	Nie Persönlich nehmen von heftigen Äusserungen und Unfreundlichkeiten, stets Freundlichkeit und Interesse in der Umgebung des Fastenden
Schlafstörung (2–5 Nächte)	– Zitronenschalentee und Honig, einige Rosinen – Abends: Dauerbad, Wadenwickel, Wassertreten, Beinmassage

Typische Reaktionen an Fastentagen (Vollfasten oder Bettsaft-Tag)	**Gegenmassnahmen (Alle hier erwähnten Wasseranwendungen sind auf Seite 61 erklärt)**
Unbestimmte Glieder- und Gelenkschmerzen (Entwässerung, Blutzuckersturz, Steife, Muskelkrämpfe, Unruhe in den Beinen u. a. m.)	Lauwarmes Dauerbad, Wechselabreibungen oder mildes Lichtbogenbad
Verfrühte oder verspätete Monatsblutungen (öfters verfrüht)	Periodenableitende oder -anregende Bindegewebsmassage (nach Elisabeth Dicke)
In den Wechseljahren: starke Wallungen, dann auffallender Rückgang klimakterischer Erscheinungen, Herzklopfen, Herzschmerzen	Reibesitzbad nach Kuhne Heublumensitzbad, Silbermanteltee (s. Rezept S. 78), Armbad nach Hauffe (aufsteigende Temperatur)
Krämpfe in der Nieren- und Lebergegend, Magen, Darm und Gebärmutter	Wadenwickel kalt, Massage der Krampfzonen, warmes Bad, heisse Kompressen, Heublumensitzbad
Allergische Krisen, vorübergehend (Nesselfieber, Asthma, Schnupfen usw.)	Gegen allergische Zustände: ableitende Massnahmen, harntreibende Tees, Kamillentee, Stiefmütterchentee Abführen: Karlsbader Salz oder Glaubersalz (1 Esslöffel auf 200 g laues Wasser)

Diätplan für die erste Diätstufe

Beispiel für einen Frischsaft-Tag

Morgens
2 dl (200 g) Fruchtsaft je nach Jahreszeit
1 ½ dl (150 g) Mandelmilch oder Pinienmilch
1 Tasse Hagebuttentee

Mittags
2 dl (200 g) Fruchtsaft
1 ½ dl Gemüsesaft
1 ½ dl Sesammilch oder Mandelmilch

Abends
wie morgens

Rezepte siehe Kapitel Säfte, Milcharten

Gemischte Säfte

Die oben erwähnten Früchte ergeben, jede Art für sich, sehr gute, reine, unvermischte Frischsäfte. Sind mehrere aufeinanderfolgende Säfte-Fasten-Tage vorgesehen, so ist zu empfehlen, die Säfte je nach Jahreszeit und Geschmack auch zu kombinieren.

Beispiele

1. Erdbeeren (durch ein Sieb gestrichen oder mit der Zentrifuge bereitet) gemischt mit Himbeeren und Orangen.

2. Heidelbeeren (behandelt wie oben) gemischt mit Brombeeren und Pfirsich.

3. Orange oder Mandarine gemischt mit Banane.

4. Kirschen gemischt mit schwarzen Johannisbeeren.

5. Trauben gemischt mit Orangen oder schwarzen Johannisbeeren.

Frucht- und Gemüsesäfte durch Milchsäuregärung gewonnen*

* An Tagen, wo die Zubereitung mit einer Saftzentrifuge nicht möglich ist, können zur Not als Ersatz milchsäurevergorene Säfte (Biotta, Eden) verwendet werden. Die Milchsäuregärung von Gemüsesäften macht diese ohne Schädigung der Enzyme, Vitamine, sekundären Pflanzenstoffen und Kolloide haltbar und bereichert sie mit Milchsäure und Acetylcholin, was die

Darmperistaltik anregt. Sie enthalten aber nicht mehr das hohe, heilende Energiepotenzial der lebendigen Pflanzenzellen.

Anmerkungen zur zweiten Diätstufe, der veganen Rohkostdiät ohne Weizen
In dieser Diätstufe ist das ganz reiche Angebot der pflanzlichen Frischkost enthalten. Die Mahlzeiten sollten, wenn möglich, mit einem Frischsaft oder mindestens mit Früchten begonnen werden. Geeignet sind drei Mahlzeiten, denn es ist wichtig, dass das Verdauungssystem dazwischen etwa vierstündige Ruhepausen erhält. Verspürt man dazwischen Hunger, so ist es besser, die Mengen der Mahlzeiten etwas zu erhöhen, als Zwischenmahlzeiten einzulegen. Da diese Diät für den Organismus ökologisch (schonend) ist, fehlt hier die sogenannte „spezifisch dynamische“ Verschleisswärmebildung durch einen Abbau nutzloser Nahrungseinheiten. Dadurch wirkt die Diät kühlend.

Vorübergehend kann es zu einer verminderten Körperwärme kommen, die einer spontanen, periodisch einsetzenden Aufwärmung des Organismus durch eine Art Umschaltreaktion im Stoffwechsel und Hormonsystem Platz macht. Wer bei der Rohkost friert, kann ohne weiteres eine aus frischen Gemüsen zubereitete Gemüsebouillon zu sich nehmen, wie sie im Rezeptteil beschrieben ist (Seite 87). Werden würzige Gemüsesorten wie Wirz, Sellerie und Zwiebeln verwendet, so wird das Salzen überflüssig.

Die Rohgemüse dürfen mit einer feinen Salatsauce zubereitet werden, die aber keine tierischen Produkte und möglichst wenig Salz enthalten soll. Dabei soll, je nach Rohgemüse oder Salat, eine andere, passende Sauce zubereitet werden. Auch hier finden sich geeignete Rezepte in diesem Buch (Seite 84). Auch bei dieser Diätstufe empfehlen wir den Genuss von ungerösteten Mandeln und ungesalzenen Nüssen verschiedenster Art, sowie von Sonnenblumen-, Pinien- und Kürbiskernen.

In der ersten Zeit kommen oft periodisch Salzgelüste auf, die sich aber mit der frischen Gemüsebouillon leicht stillen lassen. Bei starkem Verlangen nach Brot und Backwaren kann das knabbern von Mandeln helfen. Süssgelüsten kommt Obst, allenfalls etwas Dörrobst entgegen. Doch verschwinden diese Gelüste in aller Regel nach 1 – 2 Wochen ganz und machen einem neuen, viel differenzierteren Geschmacksempfinden Platz. Bei Einladungen kann bei dieser Diätstufe schon einiges mitgegessen werden, und die gelegentliche Ausnahme wird meistens gut vertragen, wenn auf die tierischen Produkte verzichtet werden kann und man die Mengen anpasst.

Ältere Menschen sollten nach 2 Wochen den Natriumspiegel kontrollieren lassen, da bei manchen älteren Menschen die Nieren dieses nicht mehr vollständig zurückresorbieren können. Sinkt er ab, so soll etwas mehr Salz an die Salatsaucen gegeben werden.

Die Diätstufe II kann wenn nötig zur Heilung chronischer Krankheiten über viele Monate eingehalten werden, ohne dass ein Mangel an irgendeinem Nahrungsstoff entsteht, ausser dass das Vitamin B12 ergänzt werden muss. Sie ist vollständig und hochwertig und bringt ein besonderes Wohlbefinden und eine grosse geistige und körperliche Leistungsfähigkeit hervor.

Viele Menschen befürchten einen Eiweissmangel. Die Nahrung des Menschen muss mindestens 4 % Eiweiss enthalten. Es darf mehr sein, aber nicht zu viel. Salatblätter haben bereits 8 % Eiweiss, Getreidekörner rund 25 %. Die Rohkostdiät vermindert bei Übergewicht zuverlässig die übermässigen Fettpolster, während die Muskelmasse voll erhalten bleibt. Eiweissreiche Nahrung baut keine Muskulatur auf. Man denke daran, was ein kräftiger Ochse oder ein Gorilla isst: Gras, Karotten, Kräuter.

Das Bircher-Benner Handbuch Nr. 4: „Frischsäfte, Rohkost und Früchtespeisen", enthält viele weitere Angaben und Erklärungen zur Rohkostdiät und Tabellen zur besonderen Wirkung bestimmter Nahrungsmittel gegen verschiedene Störungen der Gesundheit, Krankheiten und Krebs. Es lohnt sich, auch dieses Buch sorgsam zu studieren.

Speisepläne und Rezepte finden Sie im Kapitel „Speisezettel" dieses Buches.

Ein Beispiel für 1 Woche Rohkostdiät

1. Tag
Morgens
250 g Müesli mit Früchten je nach Jahreszeit
20 g Nüsse: Mandeln, Baumnüsse, Haselnüsse, Paranüsse, Pinienkerne, Pistaziennüsse. Aber keine Erdnüsse!
ca. 150 g Früchte je nach Jahreszeit
1 Mandelmilch
1 Tasse Kräutertee

Mittags
Früchte und Nüsse
1 Mandelmilch
Rohgemüse: Sellerie, Tomaten, Feldsalat

Abends
wie morgens, hie und da zusätzlich Dörrfrüchte
(Naturdatteln, Feigen, Malagatrauben)
1 Mandelmilch

2. Tag
Morgens und abends
wie oben

Mittags
Früchte und Nüsse wie oben
1 Mandelmilch
Rohgemüse: Karotten, Gurken, Kopfsalat

3. Tag
Morgens und abends
wie oben

Mittags
1 Mandelmilch
Rohgemüse: Blumenkohl, Karotten, Endivie

4. Tag
Morgens und abends
wie oben

Mittags
Früchte und gekeimte Getreidekörner
1 Mandelmilch
Rohgemüse: Schwarzwurzeln, Peperoni (milde Pfefferschoten), Wirsing

5. Tag
Morgens und abends
wie oben

Mittags
1 Mandelmilch
Rohgemüse: Topinambur (Erdartischokken), Tomaten, Gartenkresse

6. Tag
Morgens und abends
wie oben

Mittags
Früchte und Weizenkeime
1 Mandelmilch
Rohgemüse: Kohlrabi, Radieschen, Spinat

7. Tag
Morgens und abends
wie oben

Mittags
Früchte und Nüsse
1 Mandelmilch
Rohgemüse: Tomaten mit Rettich gefüllt, Stangensellerie, Kopfsalat

Anmerkungen zur dritten Diätstufe, der veganen Vollwertkost ohne Weizen
Der Weizen muss bei Immunschwäche bei dieser Stufe weggelassen werden, da er, verbunden mit der äusserst weitverbreiteten Milchunverträglichkeit, allergische Reaktionen unterhält. Industriell gefertigte Würzen enthalten fast alle Hefeextrakt, welches aus demselben Grund ebenfalls noch weggelassen werden muss.

Beispiel für 1 Woche

1. Tag
Morgens
Birchermüesli, Rezept mit Mandelpüree
Früchte nach Jahreszeit
1 Mandelmilch
1 Scheibe Buchweizen-Vollkornbrot mit Nussbutter
Kräutertee

Mittags
Früchte
1 Mandelmilch
Rohgemüse: Rote Rüben, Gurken, Schnittsalat
Gekochte Speisen: Rosenkohl, Kartoffelpüree (mit Gemüsebouillon und Nussbutter)

Abends
wie morgens

2. Tag
Morgens
wie oben

Mittags
Früchte
1 Mandelmilch
Rohgemüse: Chicorée mit Tomatenwürfelchen und Feldsalat
Gekochte Speisen: Kerbelsuppe, Blattspinat, Vollreis

Abends
Früchte
1 Mandelmilch
Schrotbrei mit Nussbutter oder Mandelrahm
Fruchtsaft
Kräutertee

3. Tag
Morgens
wie oben

Mittags
½ Grapefruit
1 Mandelmilch
Rohgemüse: Karotten, Sauerkraut, Kopfsalat
Gekochte Speisen: Kartoffelsuppe, Karotten-Gemüse, Kümmelkartoffeln

Abends
Birchermüesli, Rezept mit Mandelpüree
Früchte, Nüsse
1 Mandelmilch
1 Scheibe Buchweizen-Vollkornbrot mit Nussbutter und Hagebuttenmarmelade
Kräutertee

4. Tag
Morgens
wie oben

Mittags
Früchte
1 Mandelmilch
Rohgemüse: Sellerie, Zucchetti, Gartenkresse
Gekochte Speisen: Tomaten gedämpft, Riz Créol
Orangensulz-Köpfchen

Abends
Birchermüesli, Rezept mit Mandelpüree
Früchte
Buchweizenbrot, Nussbutter
Kräutertee

5. Tag
Morgens
wie oben

Mittags
Früchte
1 Mandelmilch
Rohgemüse: Blumenkohl, Lattich, Peperoni
Gekochte Speisen: Hafergrützsuppe, Bohnen, Schmorkartoffeln (mit Nussbutter)

Abends
1 Glas Mandelmilch mit Orangensaft gemixt
Tomatenreis (Rezept Seite 102)
Kopfsalat
Kräutertee

6. Tag
Morgens
wie oben

Mittags
Früchte
1 Mandelmilch
Rohgemüse: Fenchel, Tomaten, Nüssli-(Feld-)salat
Gekochte Speisen: Minestra, Polenta

Abends
Birchermüesli, Rezept mit Mandelpüree
Früchte
1 Mandelmilch
Buchweizen-Vollkornbrot, Nussbutter
Kräutertee

7. Tag
Morgens
wie oben

Mittags
Früchte
1 Mandelmilch
Belegte Pumpernickel-Brötchen, Kopfsalat
Gekochte Speisen: Chicorée, Petersilienkartoffeln
Gefüllte Äpfel

Abends
Fruchtsalat und Nüsse
1 Mandelmilch
Buchweizen-Vollkornbrot, Nussbutter, Hagebuttenkonfitüre
Kräutertee

Anmerkung für Patienten mit Bluthochdruck

Bei rund 70 % der Menschen entsteht durch den allgemein üblichen hohen Salzkonsum Bluthochdruck. Aber auch bei den anderen beschädigt das Kochsalz die Innenschicht der Blutgefässe durch Versalzung der feinen Zellstrukturen der innersten Zellschicht, des Endothels. Dieses reguliert den Aufbau der ganzen Gefässwand. Die direkte, chemische Versalzung und Verzuckerung dieser Schicht sind die wichtigste Ursache der Arteriosklerose, die schon früh im Leben beginnt. Wir verweisen hier auf das Bircher-Benner Handbuch Nr. 9: „Essensfreude ohne Kochsalz“, und das Handbuch Nr. 19: „Für Bluthochdruck-, Herz- und Arteriosklerosekranke“.

Beispiel für 5 Tage einer salzlosen Diät, für Menschen mit Bluthochdruck

1. Tag
Morgens
Müesli oder Früchte oder Fruchtsaft
Mandelmilch
Buchweizenbrot mit Malzextrakt statt Salz gebacken, Butter oder Nussbutter
Hagebutten- oder Kräutertee
Nüsse gerieben oder ganz

Mittags
Früchte, Dörrfrüchte und Nüsse
Mandelmilch
Rohgemüse: Karotten, Löwenzahn, Kopfsalat
Gekochte Speisen: Gemüsebrühe, salzlos, mit Kräutern

Schwarzwurzeln mit Nussbuttersauce,
Tomatenkartoffeln

Abends
Müesli oder Fruchtsalat oder ½ Grapefruit
Mandelmilch
Suppe und Pumpernickel
oder Backkartoffeln mit Kräuternussbutter und Salat

2. Tag
Morgens und abends
wie oben

Mittags
Früchte und Nüsse
Mandelmilch
Rohgemüse: Karotten, Lauch, Sauerkraut
Gekochte Speisen: Tomaten, gefüllt mit Reis
Zitronencreme

3. Tag
Morges und abends
wie oben

Mittags
Früchte, Dörrfrüchte und Nüsse
Mandelmilch
Rohgemüse: Rettich, Zucchetti, Kopfsalat
Gekochte Speisen: Hafersuppe,
gedämpfter Kohl, Kümmelkartoffeln

4. Tag
Morgens und abends
wie oben

Mittags
Früchte und Nüsse
Mandelmilch
Rohgemüse: Schwarzwurzeln, Tomaten, Endivie
Gekochte Speisen: Spinat, Maisschnitten
Apfelkompott

5. Tag
Morgens und abends
wie oben

Mittags
Früchte und Nüsse
Mandelmilch
Rohgemüse: Sellerie, Gurken, Feldsalat
Gekochte Speisen: klare Reissuppe,
Karotten, Lyoner Kartoffeln

Beispiel für eine Dauerdiät der Diätstufe III, zur Weiterführung der Heilung jeglicher Art von Immunschwäche, Infektanfälligkeit und Allergien sowie Autoimmunkrankheiten, nachdem die akuten Symptome abgeklungen sind

Dauerdiät für die dritte Diätstufe (Beispiel für 1 Woche)

1. Tag
Morgens
Müesli, Früchte, Nüsse
Mandelmilch
Buchweizen-Vollkornbrot, Butter oder Nussbutter
Kräutertee

Mittags
Früchte und Nüsse
Mandelmilch
Rohgemüse: Karotten, Chicorée,
Kopfsalat
Gekochte Speisen: Blumenkohlsuppe,
Spinat, Bouillonkartoffeln

Abends
Müesli oder Fruchtsalat, Nüsse

Mandelmilch
Buchweizenbrot oder Pumpernickel mit Butter oder Nussbutter
oder Haferbrei mit Sanddorn-Vollfrucht
oder Minestra

2. Tag
Morgens und abends
wie oben

Mittags
Früchte, Nüsse
Mandelmilch
Rohgemüse: Fenchel, Tomaten, Kopfsalat
Gekochte Speisen: Zwiebelsuppe, Chicorée, Safranreis

3. Tag
Morgens und abends
wie oben

Mittags
Früchte, Nüsse
Mandelmilch
Rohgemüse: Sellerie, Rotkraut, Nüssli-(Feld-)salat
Gekochte Speisen: Bohnen, Kartoffelsalat
Gefüllte Äpfel

4. Tag
Morgens und abends
wie oben

Mittags
Früchte, Nüsse
Mandelmilch
Rohgemüse: Rote Rüben, Gurken, Kopfsalat
Gekochte Speisen: Kartoffelsuppe, Endivien, Tomatenreis

5. Tag
Morgens und abends
wie oben

Mittags
Früchte, Nüsse
Mandelmilch
Rohgemüse: Rettich, Zucchetti, Kopfsalat
Gekochte Speisen: Tomatensuppe, Lauchgemüse, Ofenkartoffeln mit Zwiebeln bestreut

6. Tag
Morgens und abends
wie oben

Mittags
Früchte, Nüsse
Mandelmilch
Rohgemüse: Gemischte Rohkost von Fenchel, Chicorée und Tomatenwürfelchen, Kopfsalat
Gekochte Speisen: Karottensuppe, Tomatengemüse, Maisschnitten

7. Tag
Morgens und abends
wie oben

Mittags
Früchte, Nüsse
Mandelmilch
Rohgemüse: Schwarzwurzel, Nüssli-(Feld-)salat, Cicorino rosso
Gekochte Speisen: Artischocken mit Kräutersauce
Karotten und Erbsen mit Kartoffelpüree
Erdbeeren mit flüssigem Rahm
Geeignete Kräutertees:
Folgende Tees sind bei Hautkrankheiten besonders geeignet
(Siehe Rezepte Seite 77)
Pfefferminztee, Verveinetee, Solidagotee, Hagebuttentee, Lindenblütentee

Rezepte

In den Diätstufen I–III und bei Unverträglichkeit von Milch, Ei oder Weizen dürfen Rezepte, die mit einem * versehen sind, nicht verwendet werden.

Frischsäfte

Für die Zubereitung von Säften werden die Rohgemüse gründlich gereinigt, mit einer Handpresse oder elektrischen Zentrifuge gepresst und sofort serviert. Jedes Stehenlassen bedeutet Werteverlust.

Wird eine kleine Handpresse verwendet, müssen Früchte und Gemüse zerkleinert werden. Äpfel, Birnen und alle Knollengemüse fein raffeln, Blattgemüse und Kräuter fein wiegen.

Im Reformhaus gibt es hochwertige Trauben-, Frucht- und Gemüsesäfte, denen aber – im Gegensatz zu den Frischsäften – das hohe Energiepotenzial der lebendigen Pflanzenzellen fehlt.

Fruchtsäfte

Ungemischte Fruchtsäfte (ohne jeglichen Zusatz)
Orangen, Mandarinen, Grapefruits, Äpfel, Birnen, Trauben, Erdbeeren, Heidelbeeren, Johannisbeeren, Cassis, Himbeeren, Pfirsiche, Aprikosen, Pflaumen, Mango, Kaki, Kiwi.

Gemischte Fruchtsäfte
Z.B. Orangen, Mandarinen, Grapefruits, Kaki oder Beerensaft mit Apfelsaft oder Beerensaft mit Pfirsich-, Aprikosen- oder Pflaumensaft oder geschlagene Bananen mit Orangen-, Beeren-, Pfirsich-, Mango- oder Aprikosensaft.

Beigaben
Je nach Wunsch oder Vorschrift: Zitronensaft, Honig, Ahornsirup, Fruchtkonzentrat, Mandelmilch und wenn der Patient auch magenkrank ist: Leinsamen-, Reis- oder Gerstenschleim.

Gemüsesäfte

Frisch verabreicht weisen sie einen hohen Mineral- und Vitalstoff- und Vitamingehalt auf. Jeder Saft hat seinen speziellen Wert.

Ungemischte Gemüsesäfte
Tomaten, Karotten, Randen (Rote Bete), Rettich, Kohl, Sellerie, Kartoffeln, sämtliche Blatt-, Knollen- und Wurzelgemüse. Im Frühling Blutreinigungskur mit Brennnessel-, Sauerampfer- und Löwenzahnsaft.

Gemischte Gemüsesäfte
Karotten, Tomaten, Spinat zu gleichen Teilen (schmeckt vorzüglich)
Tomaten und Karotten
Tomaten und Spinat
Andere Mischungen (und Cocktails) können nach eigenem Geschmack kombiniert werden.

Abwechslungsweise Zugaben
Sauerampfer, Brennnessel, Schnittlauch, Petersilie, Zwiebeln, zarte Sellerieblätter oder -knollen und andere Kräuter mitpressen.

Weitere Beigaben
Pro Glas (1½–2 dl): etwas Zitronensaft, evtl. etwas Fruchtkonzentrat. Evtl. Leinsamen-, Reis- oder Gerstenschleim. Es können auch andere Blattgemüse oder Salate verwendet werden, z.B. Weisskraut, Kohl, Kopfsalat, Endivien, Feld-(Nüssli-) salat, Lattich, Löwenzahn.

Schleim als Zusatz zu Säften
Der Schleim wird den Rohsäften zu 1/3 beigemischt; er neutralisiert die Schärfe des Frucht- oder Gemüsegeschmacks, ist aber nur anzuwenden, wenn der Patient Sodbrennen hat, da er auch magenkrank ist. Das Tagesquantum des Getreideschleims kann einmal täglich zubereitet und in der Thermosflasche bis zum Gebrauch aufbewahrt werden.

Reis- oder Gerstenschleim
1 gehäuften Teel. Reis- oder Gerstenvollkornmehl mit 2 dl kaltem Wasser anrühren und unter ständigem Rühren 5 Min. kochen. Erkalten lassen.

Leinsamenschleim
1 Essl. Leinsamen waschen, in 2 dl Wasser 10 Min. kochen, absieben und erkalten lassen.

Gesundheitstees

Für Tees sollen möglichst die ganzen Blätter verwendet werden, da die ätherischen Öle bei feiner Zerstückelung (Sachetform) verloren gehen. Bitter- und Blähungstees ungesüsst trinken, anderen Tees kann man etwas Honig und/oder verdünnten Zitronensaft beifügen.

Bittertee
Wermut, Tausendgüldenkraut, Benediktenkraut zu gleichen Teilen mischen, anbrühen und 5 Min. ziehen lassen.
Bei Appetitlosigkeit ½ Std. vor den Mahlzeiten 2–3 Essl. davon trinken (leicht galletreibend), verdauungsfördernd.
Sensible Menschen nehmen nur Tausendgüldenkraut (Zubereitung wie Kamillentee).

Wermuttee alleine
Anbrühen und 5 Min. ziehen lassen.
Starker Bittertee, stark galletreibend, magensaftfördernd.
Schluckweise tagsüber trinken.

Blähungstee
Kümmel, Fenchel, Anis: zu gleichen Teilen mischen, anbrühen und 20 Min. ziehen lassen.
Bei Blähungen nach den Mahlzeiten 1 Tasse voll trinken.

Kamillentee
Nur ganz kurz anbrühen, ist die Kamille länger im Wasser, verursacht sie Bauchschmerzen.
Korrekt angebrüht, wirkt die Kamille gegen Leibschmerzen.
Wirkt reinigend und beruhigend auf den Magen-Darm-Kanal.
Für Einläufe und Spülungen.

Pfefferminztee
Nur anbrühen.
Beruhigend, galletreibend, den Dünndarm anregend.

Verveinetee (Eisenkraut)
Nur anbrühen.
Beruhigend, entschleimend, galletreibend.
In Frankreich sehr beliebter Genusstee, nachmittags und abends.

Melissentee
Nur anbrühen.
Sehr beruhigend, auch vor dem Schlafen zu trinken.

Zitronenschalentee (beruhigend)
1 biologisch gezogene, ungespritzte Zitrone waschen, die Schale dünn abschneiden, ca. 5 Min. mit ½ l Wasser leise kochen und 10 Min. stehen lassen, absieben.

Orangenblütentee (schlaffördernd)
2–3 Blüten 2–3 Min. kochen, etwas ziehen lassen und absieben. Mit Honig süssen. Beruhigend. Vor dem Schlafen trinken.

Leinsamentee
1 Essl. Leinsamen in ½ l Wasser 7–10 Min. kochen und etwas ziehen lassen.
Entschleimend, leicht abführend, den Magen beruhigend.

Bärentraubenblättertee
1½ Essl. Bärentraubenblätter in 5 dl Wasser 5 Min. leise kochen, 10 Min. stehen lassen, absieben.
Bei Blasenentzündungen.

Lavendeltee
1 Teel. Lavendelblüten anbrühen, etwas stehen lassen.
Beruhigend, harmonisierend, entzündungshemmend.
Bei Schlaflosigkeit.

Hagebuttentee
2–3 Essl. Hagebuttenkörner und -schalen in 1½ l Wasser 12 Std. einweichen, dann ½–¾ Std. leise kochen, absieben. Den Rest der gekochten Hagebutten kann man am folgenden Tag nochmals mit den frischen Hagebutten aufkochen.
Leicht galletreibend und wassertreibend, erfrischend, anregend.

Frauenmanteltee
2 Essl. Blätter, ½ l Wasser anbrühen, 10 Min. ziehen lassen.
Schutz bei Frauenleiden.

Silbermanteltee
Wie Frauenmanteltee

Heidelbeertee
1 Essl. getrocknete Heidelbeeren, 12 Std. einweichen und 5 Min. kochen. Absieben.
Stopfend, beruhigend.

Solidagotee (Goldrute, Heidnisch Wundkraut)
2 Essl. mit ½ l Wasser 1 Min. kochen, 10 Min. ziehen lassen. Bei Wassersucht, Blasen- und Nierenentzündungen.
Wassertreibend. 2–3 Tassen pro Tag.

Birchermüesli

Alle Rezepte sind für 1 Person berechnet.

Das Apfelmüesli
Das Original-Apfelmüesli, wie es Dr. Bircher-Benner seinerzeit erfunden und tausendfach erfolgreich an seinen Patienten angewendet hat, ist auch nach unserer langjährigen Erfahrung eine der besten Diätspeisen. In der Zusammensetzung der Nährstoffe wurde es der Muttermilch nachgebildet.

Am besten eignen sich für das Müesli die sauren, weissfleischigen, saftigen Äpfel, z. B. Klaräpfel, Gravensteiner, Sauergrauech, Menznauer Jäger, Jonathan, Ontario, Rubinette, Glockenäpfel, Braeburn, Champagner-Reinetten, Cox-Orange. Granny Smith, Topaz, aber auch frische Galaäpfel u. a.

Verwendet man trockenere und fade Apfelsorten, so kann das Aroma angereichert werden mit etwas frisch abgeriebener Schale von biologisch kultivierten, ungespritzten Orangen oder Zitronen oder auch mit Orangensaft, oder auch mit etwas Hagebuttenmus oder frisch geriebenem Ingwer.

Apfelmüesli mit Mandel- oder Sesampüree (Grundrezept)
(Wenn tierisches Eiweiss verboten ist)
1 Essl. Haferflocken
3 Essl. Wasser
½ Essl. Zitronensaft
1 Essl. Mandel- oder Sesampüree
1 Essl. Honig
3 Essl. Wasser

200 g Äpfel
1 Essl. Haselnüsse oder Mandeln, gerieben

Haferflocken 12 Std. einweichen. Zitronensaft, Püree, Honig und Wasser mit dem Schwingbesen zu einer sämigen Sauce rühren, Haferflocken beifügen und Äpfel (wie im Grundrezept beschrieben) daruntermischen. Nüsse darüberstreuen, sofort servieren.

Apfelmüesli mit Joghurt, Sauer- oder Buttermilch (mild)*
Ungeeignet bei Milchunverträglichkeit, stärker verdauungsfördernd, herber, weniger sättigend, geeignet bei einer Diät zur Gewichtsreduktion.
1 Essl. Haferflocken
3 Essl. Wasser
2 Essl. Bifidus-Joghurt oder Bifidus-Sauer- oder Buttermilch
1 Teel. Honig
200 g Äpfel
1 Essl. Haselnüsse oder Mandeln, gerieben

Die Haferflocken 12 Std. (für das Frühstück über Nacht) einweichen. Haferflocken mit Joghurt oder Sauermilch und Honig zu glatter Sauce rühren. Die gewaschenen, von Stiel und Fliege befreiten Äpfel auf der Bircher-Raffel direkt in die Sauce reiben und öfters umrühren, damit das Müesli appetitlich weiss bleibt. Die Nüsse darüberstreuen und sofort servieren. Nie stehen lassen.

Varianten: Statt Haferflocken können Reis-, Gerste-, Roggen-, Hirse-, Buchweizen- oder Sojaflocken verwendet werden.

Andere Variante: 1 Teel. eingeweichte Haferflocken mischen mit 1 Teel. Getreidekörner (24 Std. in Wasser einweichen, dann auf ein Sieb leeren, kalt abspülen, ganz, geschrotet oder gemixt).

Apfelmüesli mit Rahm (mild)*
(Speziell angereichertes Rezept bei erwünschter Gewichtszunahme. Für Diabetiker ohne Honig und ohne Haferflocken, wenn fettarm vorgeschrieben den Rahm durch Joghurt ersetzen)
1 Essl. (8 g) feine Haferflocken
3 Essl. Wasser
½ Essl. Zitronensaft
3–4 Essl. Rahm
1 Essl. Honig
200 g Äpfel
1 Essl. Haselnüsse oder Mandeln, gerieben

Zubereitung wie Grundrezept.

Müesli mit Beeren oder Steinobst
(Besonders reich an Vitamin C, Polyphenolen und Flavonoiden)
Zubereitung einer Mandel- oder Sesampüree-Sauce oder Joghurt-Sauce*.
Zuletzt beifügen:
150–200 g Erdbeeren oder Himbeeren, Heidelbeeren, Johannisbeeren, Cassis oder Brombeeren, mit der Gabel leicht zerdrückt, oder
150–200 g Zwetschgen, Pfirsiche oder Aprikosen, entsteint und durch die Hackmaschine getrieben oder mit dem Messer fein geschnitten.
Steinobst regt die Darmtätigkeit an.

Müesli mit verschiedenen Früchten
Folgende Kombinationen schmecken besonders gut:
Erdbeeren und Himbeeren
Erdbeeren, Himbeeren und Johannisbeeren
Erdbeeren und Äpfel
Brombeeren und Äpfel
Äpfel mit fein geschnittenen Orangen- und Mandarinenschnitzen
Äpfel und Bananen
Äpfel und Pfirsiche
Sauce: Mandelpüree- oder Sesampüree-Sauce oder Joghurt-Sauce.
Nur frische Früchte, keinesfalls Früchte aus der Dose (Fruchtsalat etc.!) verwenden.

Müesli mit getrockneten Früchten
Stehen einmal keine frischen Früchte zur Verfügung, kann man das Müesli auch mit Dörrobst (Äpfel, Aprikosen, Zwetschgen, Birnen) zubereiten. 100 g getrocknete Früchte werden gewaschen, 12 Std. in kaltem Wasser eingeweicht und durch die Hackmaschine getrieben. Mit Mandelpüree- oder Sesampüree-Sauce oder Joghurtsauce vermengen. Bei Dörrobst soll man unbedingt auf gute Qualität ohne Konservierungs- und Bleichmittel achten, sonst könnten Magen- und Darmstörungen auftreten.

Müesli mit Kondensmilch*
Sollten einmal weder Mandel- oder Sesampüree noch Frischjoghurt vorrätig sein, so kann das Müesli auch mit Kondensmilch nach dem Originalrezept zubereitet werden. Nachteil: Die Kondensmilch ist meist gezuckert.

Gekeimte Getreidekörner

Besonders hoher Gehalt an Vitamin-E- und B-Gruppe. Wirken allgemein kräftigend.
1. Tag, abends: Körner im Sieb unter dem fliessenden Wasser waschen, in ein Schüsselchen geben. Mit Wasser überdecken. Zimmertemperatur, Ofennähe.
2. Tag, morgens: Abspülen und auf flachem Teller trocken ausbreiten. Zimmertemperatur, Ofennähe.
abends: In das Schüsselchen geben und mit Wasser überdecken. Zimmertemperatur, Ofennähe.
3. Tag, morgens: Abspülen und auf dem Teller trocken ausbreiten.
abends: In das Schüsselchen geben und mit Wasser überdecken. Zimmertemperatur, Ofennähe.
Am 4. Tag sollten die Körner 1–2 cm lange Keime entwickelt haben und sind so genussbereit.

Einfacher ist die Zubereitung gekeimter Getreidekörner in den praktischen Keimapparaten, die in verschiedenen Grössen erhältlich sind.

Gekeimte Getreidekörner eignen sich zur Zubereitung von Müesli, aber auch als Zulage zu Salaten und Rohgemüse.

Rohgemüse und Salate

Bei der Zubereitung von Rohgemüsen und Salaten beachte man drei Punkte:

1. Frische und Qualität
Für alle Diäten und für eine vollwertige Alltagsernährung sollen nur sonnengereifte, biologisch gezüchtete Gemüse und Salate verwendet werden. Sie sind nicht nur gesundheitlich, sondern auch geschmacklich am besten. Heute ist das Angebot aus biologisch geführten Betrieben mit Qualitätsgarantie sehr gross; auch in Supermärkten wird Biogemüse angeboten. Natürlich ist es besonders schön, Gemüse und Salate aus dem eigenen Garten zu gewinnen, diese sind noch wertvoller. Kräuter und Tomaten lassen sich auch auf dem Balkon ziehen. Man wähle junge, zarte Blattsalate und Wurzelgemüse, nicht gebleicht, ohne welke Blätter oder angefaulte Strünke. Für eine Heildiät ist es besonders wichtig, nur ganz frische und qualitativ erstklassige Pflanzen zu verwenden. Rohgemüse werden direkt vor dem Essen zubereitet und immer sofort mit der Sauce vermischt. Beim Stehenlassen an der Luft nimmt der Vitamingehalt der zerkleinerten Gemüse und Salate deutlich ab.

2. Gute Reinigung
Biologisch und ohne Jauchedüngung angebaute Gemüse enthalten keine Wurmeier. Trotzdem müssen alle frischen Pflanzen gründlich und sorgfältig gereinigt werden. Dabei ist zu bedenken, dass wasserlösliche Substanzen wie Vitamin C, Vitamine der B-Gruppe und Mineralstoffe und teilweise auch die sekundären Pflanzenstoffe im Wasser ausgelaugt wer-

den, sodass sie nicht lange eingelegt bleiben sollen.

3. Harmonische Zusammenstellung
Jeder Salatteller soll wenn möglich aus dem *Dreiklang: Wurzel-Frucht-Blatt* bestehen. Besonders grüner Blattsalat gehört in der Heildiät immer dazu. Bei den Saucen ist Abwechslung für die verschiedenen Zutaten der Rohkost erwünscht.

Ein farblich schön zusammengestellter Salatteller erfreut nebst dem Gaumen auch das Auge und regt den Appetit an.

Kleine Garnituren aus Kräutern, Radieschen, jungen Karotten oder Oliven machen das Rohgemüsegericht noch farbenfroher und festlicher. Die Dreizahl sollte jedoch im Alltag pro Mahlzeit nicht überschritten werden; ein übertriebenes Vielerlei kann die Verdauung stören.

Die Reinigung der Blattgemüse

Bei Kopfsalat, Endivien, Lattich, Eisberg und ähnlichen Grünblattsalaten, bei Weisskraut, Kohl und Rotkraut usw. die Blätter auseinandernehmen und einzeln unter dem laufenden Wasser sorgfältig reinigen. Mehrere Male nachspülen und gut ausschwingen.
Kleinblättrige Salate wie Feld-(Nüssli-) und Schnittsalat, Spinat, Löwenzahn, Kresse, Rucola, Cicorino und Rosenkohl mehrmals in kleinen Portionen durchspülen, Würzelchen und zähe Stiele entfernen. Chicorée und Cicorino halbieren, äussere Blätter entfernen und gut durchspülen.

Reinigung der Wurzelgemüse

Sellerie, Karotten, Rettich, Radieschen, Randen, Kohlrabi, Schwarzwurzeln. Mit einer Bürste unter dem laufenden Wasser reinigen, schälen und sofort in die fertige Sauce raffeln oder hobeln und gut mischen, damit die Gemüse ihre frische Farbe nicht verlieren.

Reinigung der Gemüsefrüchte

Tomaten waschen und in Schnitze oder Scheiben schneiden. Gurken schälen und klein schneiden oder hobeln. Biologisch gezogene junge Gurken brauchen nicht geschält zu werden.
Für Salate nur junge, zarte Zucchetti verwenden, gut waschen, nicht schälen, in Ringe oder Stäbchen schneiden.
Grüne und gelbe Peperoni (Paprikaschoten) sind weniger scharf als die roten. Waschen, halbieren, Kerne entfernen und klein schneiden. Leider stammen heute Peperoni fast ausschliesslich aus Horssol-Anbau.
Blumenkohl und Brokkoli in grössere Stücke zerlegen, rüsten und gründlich unter laufendem Wasser reinigen.
Stangensellerie waschen, schälen, zähe Teile wegschneiden.
Lauch und Fenchel halbieren, rüsten und unter der Brause waschen.

Salatsaucen

Verwenden Sie die verschiedenen Saucen je nach ärztlicher Vorschrift.

Ölsauce (mild)
1 Essl. Öl (Raps-, Sonnenblumen- oder Olivenöl aus erster Kaltpressung, Distelöl, Baumnussöl). Immer 1/3 Leinöl oder Hanföl zugeben.
1 Teel. Zitronensaft oder biol. Obstessig
evtl. Knoblauch, gepresst
1 Teel. frische oder 1 Messerspitze getrocknete Kräuter

Alle Zutaten vermischen und die Sauce sämig schwingen. Sehr schmackhaft wird die Sauce durch einen Spritzer Sojasauce oder Kelpamare.
Diese klassische Salatsauce passt zu allen

Blattsalaten (Kopfsalat, Lattich, Kresse usw.) und Fruchtsalaten (Tomaten, Gurken usw.)

Quarksauce*
1 Essl. Magerquark
3 Essl. Buttermilch
½ Teel. Zitronensaft
frische, fein gehackte Kräuter

Alle Zutaten mit dem Schwingbesen gut vermischen.
Passt besonders gut zu Wurzelgemüsen (Karotten, Sellerie, Rettich usw.)

Joghurtsauce (streng)*
(Für die fettarme Diät)
2–3 Essl. Joghurt
einige Tropfen Zitronensaft
evtl. etwas Zwiebeln, gerieben
evtl. Knoblauch, durchgepresst
1 Teel. frische oder 1 Messerspitze getrocknete Kräuter

Alle Zutaten mit dem Schwingbesen gut vermischen.
Eine erfrischende Sauce zu Kresse oder Spinat, zu Fruchtsalaten (Tomaten, Gurken) und zu Wurzelgemüsen (Kohlrabi, Rettich, Radieschen).

Rahmsauce (streng)*
2 Essl. Sauerrahm
1 Teel. Magerquark
1 Teel. Zitronensaft
ganz wenig Pfeffer
1 Teel. frische oder 1 Messerspitze getrocknete Kräuter

Mit dem Schwingbesen alle Zutaten gut vermischen.
Passt zu fast allen Wurzel- und Fruchtsalaten. Zur Abwechslung kann man den Zitronensaft durch Orangensaft ersetzen, gibt der Rohkost eine neue Note. Zu Sellerie-, Randen- (Rote Bete) oder Chicoréesalat kann man dieser Sauce etwas frisch geriebenen Meerrettich beifügen, schmeckt sehr anregend.

Mandelpüree- oder Sesampüree-Sauce (mild)
(Bei Diätstufe II und III, ohne tierisches Eiweiss)
1 Essl. Mandel- oder Sesampüree
3 Essl. Wasser
1 Teel. Zitronensaft
evtl. Knoblauch, durchgepresst
1 Teel. frische oder 1 Messerspitze getrocknete Kräuter

Sesam- oder Mandelpüree mit dem Wasser langsam glatt rühren und dann die übrigen Zutaten dazugeben.
Diese sehr schmackhafte Sauce passt ausgezeichnet zu Wurzelgemüsen.

Mayonnaise

Mayonnaise, klassisches Rezept*
Für 4 Personen:
1 Eigelb
1 Essl. Zitronensaft
2 dl Öl
Zwiebel, Kräuter, wenig Kelpamare

Das Eigelb mit einigen Tropfen Zitronensaft gut verquirlen. Unter gleichmässigem Rühren mit dem Schwingbesen das Öl tropfenweise beifügen. Wird die Mayonnaise zu dick, mit etwas Zitronensaft verdünnen. Zuletzt nach Belieben würzen.

Für 1 Portion:
1 Essl. Mayonnaise
1 Teel. Zitronensaft
1 Teel. frische oder
1 Messerspitze getrocknete Kräuter
Alles gut vermischen.

Mayonnaise aus Soja-Vollkornmehl statt Ei (mild)
(Rezept bei veganer Ernährung der Stufen II und III und Verbot von tierischem Eiweiss)
(ergibt 6–8 Portionen)
2 Essl. Soja-Vollkornmehl

6 Essl. Wasser
2 dl Öl

Soja-Vollkornmehl und Wasser zu einer glatten Masse verrühren, Öl langsam unter ständigem Rühren mit dem Schwingbesen beifügen.
Die Mayonnaise kann im Kühlschrank ein paar Tage aufbewahrt werden.

Für 1 Portion braucht man:
1 Essl. Mayonnaise
1 Teel. Zitronensaft
evtl. etwas Senf
1 Teel. frische oder
1 Messerspitze getrocknete Kräuter

Alle Zutaten gut vermischen.
Mayonnaise ist beliebt zu vielen Gemüsefruchtsalaten und Wurzelgemüsen.

Rohgemüse und passende Saucen

Saucen für gemischte Rohgemüse

Chicorée mit Tomatenwürfelchen	Ölsauce oder Mayonnaise*
Peperoni und Fenchel	Ölsauce
Fenchel, Chicorée und Tomatenwürfelchen	Mayonnaise*
Fenchel und Karotten	Rahmsauce* oder Mayonnaise
Blumenkohl und Karotten	Rahmsauce oder Mayonnaise
Tomaten und Peperoni	Ölsauce oder Mayonnaise*
Tomaten roh, gefüllt mit Gurken	Ölsauce oder Mayonnaise*
mit Sellerie	Rahmsauce*
mit Blumenkohl	Rahmsauce*

Bei der zweiten und dritten Diätstufe kann Sojarahm und vegane Mayonnaise verwendet werden.

Sauerkrautsalat
Sauerkraut ist ein besonders wertvolles Rohgemüse, vor allem im Winter. Es ist roh leichter verdaulich als gekocht und wirkt galletreibend und desinfizierend. Verwenden Sie nach Möglichkeit das salzarme Bio-Sauerkraut. Eine Beigabe von klein geschnittenem rohem Sauerkraut kann Geschmack und Bekömmlichkeit von gedämpftem Sauerkraut wesentlich verbessern. Für einen Salat wird Sauerkraut gelockert und klein geschnitten, mit einigen Kümmelkörnern oder gemahlenem Kümmel, 3–4 zerkleinerten Wacholderbeeren, gehackter Zwiebel und einem in kleine Streifen geschnittenen Apfel oder klein gewürfelter frischer Ananas vermischt. Als Sauce wählt man Ölsauce. Dazu passen besonders gut Ackersalat (Rapünzchen) und ein rohes Wurzelgemüse.

Gemixte, pürierte Rohgemüse
Schreibt der Arzt „pürierte Kost“ vor, so können gewisse Rohgemüse zusammen mit der Sauce im Mixer gemixt werden, dies als Übergang von saftförmiger zu normaler Rohgemüsenahrung. Bei sehr krankem Darm, bei Autoimmunkrankheiten mit Durchfall oder Malabsorption, werden pürierte Rohgemüse besser vertragen als Frischsäfte.

Beispiele
1 Tomate 70 g, 1 Handvoll Spinat 30 g, 1 kleine Karotte 70 g, eine Messerspitze Majoran, mit Ölsauce
1 Tomate 70 g, 1 Handvoll Kopfsalat 20 g, 1 kleines Stück Sellerie 20 g, mit Rahmsauce (als Gewürz Liebstöckel)
Randen (Rote Bete) 30 g, Zucchetti 40 g, Kopfsalat 20 g, mit Rahmsauce (als Gewürz Dill)
Sellerie 40 g, Karotten 40 g, Spinat 20 g, Mandelpüreesauce (als Gewürz Rosmarin).

Vorschläge für passende Saucen zu Salaten und Rohgemüse

Art des Salats	Zubereitung	Sauce	Kräuter
Kopfsalat	nicht zerkleinern	Ölsauce	Schnittlauch, Zwiebel
Schnittsalat	nicht zerkleinern	Ölsauce	Schnittlauch, Zwiebel
Endivien	1 cm breite Streifen	Ölsauce	Zwiebel, Petersilie
Feldsalat	nicht zerkleinern	Ölsauce	Zwiebel, Petersilie
Kresse	nicht zerkleinern	Joghurtsauce	Schnittlauch
Spinat	½ cm breite Streifen	Joghurtsauce	Pfefferminze
Kohlsalate	Blätter halbieren	Ölsauce	Schnittlauch, Basilikum
Weisskraut	hobeln	Ölsauce	Liebstöckel, Bohnenkraut, Thymian, Kümmel
Sauerkraut		Öl	Wacholder, Lorbeer
Rosenkohl	hobeln	Ölsauce	Rosmarin, Basilikum
Wirsing	hobeln	Ölsauce oder Mayonnaise	Liebstöckel, Thymian, Bohnenkraut, Kümmel
Tomaten	Scheiben oder Würfel	Ölsauce oder Joghurtsauce	Basilikum, Thymian oder Oregano
Gurken	hobeln	Ölsauce	Dill
Fenchel	fein schneiden	Rahmsauce oder Ölsauce	Dill, Schnittlauch, Petersilie
Peperoni	feine Streifchen	Ölsauce oder Mayonnaise	Schnittlauch
Rettich	hobeln oder raffeln	Quarksauce	Schnittlauch, Petersilie
Radieschen	hobeln oder fein schneiden	Joghurtsauce	Schnittlauch, Petersilie
Stangensellerie	fein schneiden	Ölsauce oder Mandelpüreesauce	Schnittlauch, Thymian
Zucchetti	raffeln oder Scheiben	Ölsauce oder Mandelpüreesauce	Dill, Borretsch, Basilikum
Rübchen	fein raffeln	Joghurt- oder Orangensauce	Schnittlauch, Liebstöckel
Sellerie	fein raffeln	Rahmsauce	Ingwer
Randen	fein raffeln	Rahmsauce	Meerrettich
Blumenkohl, Brokkoli	Röschen abschneiden, Storzen raffeln	Knoblauchsauce	Schnittlauch
Chicorée	Streifen schneiden	Rahmsauce	Estragon, Petersilie
Topinambur	raffeln	Mayonnaise	Majoran, Thymian
Kohlrabi	hobeln oder raffeln	Joghurtsauce oder Rahmsauce	Thymian, Liebstöckel
Rotkraut	hobeln	Mandelpüreesauce	etwas geraffelter Apfel, Kümmel, Liebstöckel

Schnittlauch, Petersilie und Zwiebeln können nach Geschmack und mit Mass jedem Rohgemüse zugefügt werden.

Milcharten

Pflanzenmilch soll immer frisch zubereitet werden. Industrielle Fertigprodukte sind minderwertig, oft uperisiert und mit Zutaten versehen, um sie haltbar zu machen.

Erhitzte mehrfach ungesättigte Pflanzenöle enthalten freie Radikale und erregen Krebs.

Mandelmilch
Vegetabile Eiweiss-Öl-Nahrung, reich an wertvollen ungesättigten Pflanzenölen, besonders an Linolsäure, welche für die Haut ganz wichtig ist. Mild und lindernd.
1 Essl. Mandelpüree
1 ½ Teel. Honig
1 ½ dl Wasser und ½ dl Obstsaft (bewirkt eine leichte Eindickung)

Mandelpüree und Honig mit dem Schneebesen verrühren und das Wasser tropfenweise zugeben. Zum Schluss den Obstsaft beifügen.

Mandelmilch aus frischen Mandeln
besonders leicht verdaulich
1 ½ Essl. Mandeln, geschält (keine bitteren!)
1 Teel. Honig
1 ½ dl Wasser

Mandeln, Honig und Wasser im Mixer mischen, evtl. zusätzlich passieren.

Pinienkernmilch
Sehr reich an leicht verdaulichen, den Stoffwechsel schonenden vegetabilen Ölen und Eiweiss
1 ½ Essl. Pinienkerne, gewaschen
1 Teel. Honig
1 ½ dl Wasser

Zubereiten wie Mandelmilch.

Sesammilch
2 dl Wasser (kalt oder warm)
1 gestr. Essl. Sesampüree
1 Teel. Zitronensaft
1 Teel. Honig

Sesampüree und Honig mit dem Schneebesen verrühren und das Wasser tropfenweise zugeben, mixen und zum Schluss den Zitronensaft beifügen.

Sesamrahm
Wie Sesammilch, aber mit weniger Wasserzusatz. Als Rahmersatz bei gekochten Gerichten und bei Desserts.

Sesamfrappé
Wie Sesammilch oder Sesamrahm mit Beigabe von Obstsaft, Süssmost, Obstkonzentraten.

Sojamilch
1 Tasse Sojabohnen
7 Tassen Wasser
1 Essl. Fruchtzucker
Wasser

Sojabohnen waschen und trocknen, in einer Mandelmühle mahlen. 2 Std. einweichen, dann 20 Min. im Einweichwasser unter ständigem Rühren kochen und passieren. Wasser beifügen bis zur Konsistenz der Kuhmilch. Fruchtzucker zugeben und erkalten lassen. Im Reformhaus ist Sojamilch im Tetrapack erhältlich.

Butter, Pflanzenfette und Öle

In der Bircher-Küche verwenden wir für die Rohkost ausschliesslich kalt gepresste Öle sowie Mandel- und andere Nusspürees, für die Zubereitung gekochter Nahrung auch sparsam frische Butter und ungehärtete Pflanzenfette. Ungesättigte Pflanzenöle sollen grundsätzlich nicht erhitzt werden, da sich dadurch die ungesättigten Fettsäuren in gefährliche Radikale verwandeln können.

Frische Butter
Zum Verfeinern der Gerichte.

Reform-Pflanzenmargarine und Reform-Speisefette
(In der Schweiz z.B. Nussella, Becel, Olima, in Deutschland Vitaquell, Eden) Sind Pflanzenfett-Emulsionen aus natürlich festen, also ungehärteten Fetten wie Kokosöl oder Palmkernöl in Verbindung mit einem höchstmöglichen Anteil flüssiger Öle und Keimöle, insbesondere Sonnenblumen- oder Olivenöl. Pflanzenfette, die Sonnenblumen- oder Rapsöl enthalten sollen nicht erhitzt werden.

Nussmus und Mandelpüree
Besitzen einen sehr feinen nussähnlichen Geschmack. Vielseitig auch als Schonkost verwendbar oder anstelle von frischer Butter oder Pflanzenmargarine zu Gemüsen, Kartoffeln, Reis, Teigwaren.

Sonnenblumenöl kalt gepresst, Maiskeimöl, Distelöl, Leinöl, Olivenöl kalt gepresst biologisch schonend behandelt
Sind reich an ungesättigten Fettsäuren und für die meisten Menschen leichter verdaulich als erhitzte Butter. Die Pflanzenöle sollen aber, wie erwähnt, nicht erhitzt werden, da sich dabei gefährliche Radikale bilden können. Olivenöl darf bis 1700 °C erhitzt werden, da es nur einfach ungesättigte Fettsäuren enthält.

Leinöl
Frisches, kalt gepresstes Leinöl hat einen leichten Eigengeschmack. Es enthält 60 % Omega-3-Fettsäuren, welche für die Modulation des Immunsystems ganz wichtig sind. Man soll täglich mindestens 3 × 1 Esslöffel Leinöl zu sich nehmen. Es kann dem Müesli zugegeben werden. Die Ölsauce für Salate soll immer 1/3 Leinöl enthalten. Wird der Geschmack ausgeprägt, ist es ranzig und darf nicht mehr verwendet werden. Leinöl muss kühl, gut verschlossen und im Dunkeln aufbewahrt werden. Hingegen ist es als Kur besonders zu empfehlen. Ein Zusatz von Zitronensaft zu Leinöl oder Avocados schützt die Omega-3-Fettsäuren vor Oxidation.

Schonendes Kochen und Dämpfen

Heute wird kaum eine Hausfrau oder Berufstätige auf den Dampfkochtopf verzichten wollen. Man spart viel Zeit und behält die wertvollen Inhaltsstoffe im Gemüse zurück, da man fast kein Wasser zugeben muss. Die in den Rezepten angegebenen Kochzeiten sind ohne Dampfkochtopf berechnet. Die Kochzeit im Dampfkochtopf beträgt nur 1/3–1/4 der normalen Kochzeiten.

Bei Suppen lohnt sich der Einsatz des Dampfkochtopfs bei praktisch allen Rezepten ganz besonders.

Auch bei vielen Gemüse- und Kartoffelrezepten kann man im Dampfkochtopf schonend dämpfen und erhält in viel kürzerer Zeit Gerichte, deren Farbe, Aroma, Vitamine und Nährstoffe erhalten bleiben. Man kann bei Gemüse (nicht bei Kartoffeln) die Kochzeiten auch beim konventionellen Dämpfen nach Wunsch verkürzen, wenn man die Gemüse knackiger, „mit Biss“ liebt.
Bei Getreidespeisen ist der Einsatz des Dampftopfs für Sorten mit langen Kochzeiten (z.B. Vollkornreis) empfehlenswert, nicht aber für Teigwaren.

Suppen

Die Rezepte sind für 1 Person berechnet.

In den folgenden Suppen- und Gemüserezepten wird sehr viel Gemüsebrühe verwendet. In einem kleinen Haushalt lohnt es sich jedoch nicht, täglich frische Gemüsebrühe zuzubereiten. Stattdessen kann man gewöhnliches Wasser und zum Würzen vegetabile Gemüsebouillonwürfel

(auch salzfrei) oder -pasten verwenden. Man muss aber darauf achten, dass diese oft Hefeextrakt enthalten und teils zu salzig sind. Hefeextrakt wird von vielen Menschen nicht vertragen. Dazu beachte man das Resultat der IgG-4-Testung.
Rahm* verfeinert Suppen und Gemüse, man kann aber meist auch Milch* oder Sojamilch verwenden.
Wenn eine Weizenallergie besteht, soll das in den Rezepten angegebene Vollkornmehl durch Reis-, Hirse- oder Hafermehl ersetzt werden.

Gemüsebrühe
Als einzige Ausnahme ist dieses Rezept für 4 Personen berechnet.

1 Essl. Reform-Pflanzenfett
1 Zwiebel
2 Karotten
1 kleiner Sellerie (150 g)
Kohl, Mangoldblätter
1 Lauchstängel
3–4 l Wasser
½ Lorbeerblatt
1 Prise Meersalz
Liebstöckel, Basilikum oder
andere vorzugsweise frische oder
getrocknete Kräuter

Zwiebel mit der braunen Schale halbieren und Schnittfläche im heissen Fett goldgelb rösten. Die klein geschnittenen Gemüse beifügen und mindestens ¼ Std. zugedeckt, auf kleiner Flamme dämpfen. Mit dem Wasser ablöschen und 2 Std. auf kleiner Flamme kochen. Nach Belieben würzen.

Gemüsebouillon
3 dl Gemüsebrühe
evtl. wenig Kelpamare
10 g Nussmus oder Reform-Pflanzenfett
Petersilie, Schnittlauch, frisch gehackte
Kräuter

Die nach obigem Rezept zubereitete Gemüsebrühe über Nussmus oder Pflanzenfett und Kräuter anrichten. Evtl. mit Kelpamare nachwürzen. Gemüsebrühe kann portioniert eingefroren werden, damit sie als Zutat stets bereit ist.

Griessklösschen*
10 g Butter
1 ½ Essl. feiner Griess
½–1 Ei*
1 Prise Salz
Majoran, Muskat
6 dl Gemüsebrühe

Die Butter schaumig rühren. Griess und Ei mit der Butter gut vermengen, Salz und Gewürze beifügen und ½ Std. ruhen lassen. Mit einem Kaffeelöffelchen Klösschen formen, diese in die kochende Gemüsebouillon geben und 15–20 Min. leicht ziehen lassen.

Reissuppe, klar
½ Essl. Reform-Pflanzenfett
etwas gehackte Zwiebel
1 kleine Karotte
etwas Sellerie und Lauch
1 Essl. Reis
1 Prise Salz
6 dl Gemüsebrühe
Schnittlauch

Zwiebel, fein geschnittene Gemüse und Reis zusammen dämpfen. Heisse Gemüsebrühe zufügen und 15–20 Min. kochen. Über fein geschnittenen Schnittlauch und Pflanzenfett anrichten.

Reissuppe, gebunden
½ Essl. Reform-Pflanzenfett
etwas Sellerie
1 kleine Karotte
etwas Lauch
1 Essl. Reis
½ Essl. Vollkornmehl
6 dl Gemüsebrühe oder Wasser
Liebstöckel, Petersilie, Basilikum, Majoran
evtl. wenig Sojasauce
½ Essl. Rahm* oder Sesamrahm
(Rezept Seite 85)
Schnittlauch

Die fein geschnittenen Gemüse im Fett dünsten. Das Vollkornmehl darüberstreuen, mit der Gemüsebrühe ablöschen und 30 Min. kochen. Würzen mit Sojasauce und den Kräutern. Rahm und fein geschnittenen Schnittlauch in die Suppenschüssel geben, die Suppe darüber anrichten.

Kräutersuppe
1 Essl. Vollkornmehl* oder Reismehl
1 dl Milch* oder Wasser
5 dl Gemüsebrühe
½ Essl. Rahm* oder Sojarahm
evtl. 5 g Butter oder Pflanzenmargarine oder Nussmus oder
1 Eigelb*
Liebstöckel, Basilikum, Estragon, Majoran, Schnittlauch, evtl. Muskat oder Kümmel

Vollkornmehl mit etwas kalter Milch oder kaltem Wasser anrühren und in die kochende Gemüsebrühe einrühren.
15 Min. kochen.
Mit den Kräutern würzen. Rahm* und evtl. Butter oder Pflanzenmargarine oder Nussmus oder das Eigelb* in die Suppenschüssel geben, Suppe darüber anrichten und verquirlen.

Hafercremesuppe
½ Essl. Reform-Pflanzenfett
2 Essl. feine oder grobe Haferflocken
6 dl Gemüsebrühe
etwas Sellerie
½ Essl. Rahm* oder Sesamrahm (Rezept Seite 85)
evtl. wenig Miso, Schnittlauch, evtl. Muskat oder Kümmel

Haferflocken mit oder ohne Pflanzenfett kurz andämpfen, Gemüsebrühe und Sellerie beifügen. Feine Haferflocken 10 Min., grobe mindestens 20 Min. leise köcheln lassen. Nach Belieben würzen. Rahm* oder Sesamrahm und Schnittlauch in die Suppenschüssel geben und die passierte Suppe darüber anrichten.

Hafergrützsuppe
½ Essl. Reform-Pflanzenfett
2 Essl. Hafergrütze
etwas Zwiebel, gehackt
7 dl Wasser oder Gemüsebrühe
1 dl Milch
etwas Sellerie, in feine Würfelchen geschnitten
1 Prise Meersalz oder wenig Miso
evtl. 1 Essl. Rahm*
Schnittlauch, Petersilie, Majoran oder Borretsch

Zwiebel und Grütze mit oder ohne Pflanzenfett dünsten. Gemüsebrühe und Milch sowie Sellerie beifügen und 45–60 Min. kochen. Nach Belieben mit Meersalz oder Miso würzen. Rahm* und Kräuter in die Suppenschüssel geben und die fertige Suppe darüber anrichten.

Griesssuppe*
1 Essl. Griess
5 dl Gemüsebrühe
½ Essl. Rahm* oder Sesamrahm (Rezept Seite 85)
1 Eigelb* oder
5 g frische Butter oder Pflanzenfett oder Nussmus
1 Prise Steinsalz oder wenig Kelpamare
Kümmel, evtl. Muskat
Liebstöckel, Basilikum. Majoran, Petersilie, Schnittlauch

Griess in die kochende Gemüsebrühe einrühren, Kelpamare und Kümmel beifügen, ½ Std. köcheln. Mit Kräutern beliebig würzen. Rahm* und Eigelb* oder Butter* oder Pflanzenfett oder Nussmus in die Suppenschüssel geben und die fertige Suppe darüber anrichten.

Tomatensuppe
½ Essl. Reform-Pflanzenfett
etwas Zwiebel, Sellerie und Lauch
1 kleine Karotte
1 Knoblauchzehe
1 Tomate
1 Essl. Vollkornreismehl

6 dl Gemüsebrühe
1 Prise Steinsalz
evtl. etwas Tomatenpüree
1 Prise Fruchtzucker oder Succanat
Rosmarin, Oregano
5 g Butter oder Pflanzenfett oder Nussmus
½ Essl. Rahm* oder Sesamrahm (Rezept Seite 85)
Schnittlauch

Klein geschnittene Gemüse mit oder ohne Pflanzenfett dämpfen, zuletzt die Tomate beifügen. Vollkornmehl darüberstreuen und mit Gemüsebrühe ablöschen. ½ Std. köcheln, dann passieren. Gewürze und evtl. etwas Tomatenpüree beifügen. Butter oder Pflanzenfett (oder Nussmus) und Rahm* in die Suppenschüssel geben und die fertige Suppe darüber anrichten. Mit klein geschnittenem Schnittlauch bestreuen. Nach Wunsch 1 Essöffel Reis als Einlage in die Suppe geben oder fettlos geröstete Brotwürfelchen darüberstreuen.

Sommerliche Tomatensuppe
4 reife Sommertomaten
1 Prise Fruchtzucker oder Succanat
1 Prise Meersalz
1 Essl. Rahm* oder Sesamrahm (Rezept Seite 85)

Die Tomaten in Stücke schneiden, kurz aufkochen, würzen und passieren. Rahm dazugeben und die Suppe lauwarm oder kalt servieren.

Verschiedene Gemüsesuppen (Karotten, Spinat, Brokkoli, Blumenkohl)
½ Essl. Reform-Pflanzenfett
etwas gehackte Zwiebel
1½ Essl. Vollkornmehl
1 Prise Meersalz
5 dl Gemüsebrühe
1 dl Milch* oder Sojamilch
1 Essl. Rahm* oder Sesamrahm (Rezept Seite 85)
Gemüse: 1 klein geschnittene Karotte oder 1 kleine Tasse Spinat, gemixt oder fein gehackt, klein gehackter Brokkoli oder Blumenkohl (einige Röschen separat kochen und zurückbehalten)

Zwiebel und Karotten oder Brokkoli oder Blumenkohl mit oder ohne Pflanzenfett dämpfen, Vollkornmehl* oder Reismehl darüberstreuen und leicht mitdämpfen. Mit Gemüsebrühe und Milch ablöschen und 20–40 Min. köcheln. Bei der Spinatsuppe zum Schluss den Spinat beifügen und nicht mehr kochen. Die fertige Suppe über den Rahm in der Suppenschüssel anrichten. Bei der Brokkoli- und Blumenkohlsuppe die zurückbehaltenen Röschen beifügen.
Würzen: Für die *Karottensuppe* Selleriekraut oder Liebstöckel, Rosmarin oder Majoran, 1 Teel. Kümmel.
Für die *Spinatsuppe* einige Pfefferminzblätter, Petersilie, Schnittlauch, 1 Prise Muskat.
Für die *Brokkoli-* und *Blumenkohlsuppe* wenig Basilikum, Petersilie, Schnittlauch, Estragon.

Kerbelsuppe
½ Essl. Reform-Pflanzenfett
etwas Zwiebel
1 mittlere Kartoffel, in Würfel geschnitten
½ Essl. Vollkornmehl* oder Reismehl
5 dl Gemüsebrühe
1 Prise Steinsalz
1 Essl. Kerbel, gehackt
½ Essl. Rahm* oder Sesamrahm

Zwiebel mit oder ohne Pflanzenfett anziehen lassen. Kartoffel beifügen, Vollkornmehl darüberstreuen und mit Gemüsebrühe ablöschen, salzen. ½ Std. kochen und passieren. Kerbel und Rahm* in die Suppenschüssel geben, Suppe darüber anrichten.

Zwiebelsuppe
½ Essl. Reform-Pflanzenmargarine
1 Zwiebel
1 Essl. Mehl* oder Reismehl
5 dl Wasser oder Gemüsebrühe

1 Teel. Nussmus
Kelpamare
Basilikum, Muskat

Die in Streifen geschnittene Zwiebel in der Pflanzenmargarine gut durchdämpfen, Mehl darüberstreuen und kurz mitdämpfen. Wasser oder Gemüsebrühe beifügen und ½ Std. kochen. Würzen. Das Nussmus in die Suppenschüssel geben und die Suppe darüber anrichten. Nach Belieben kann man die Suppe passieren.

Kartoffelsuppe
½ Lauch, in feine Streifchen geschnitten
½ Karotte, in feine Rädchen geschnitten
½ Essl. Vollkornmehl* oder Reismehl
5 dl Gemüsebrühe
1 mittlere Kartoffel, klein geschnitten
1 Prise Meersalz oder wenig Miso
Basilikum, Majoran
1 Essl. Rahm* oder Sesamrahm

Lauch und Karotte in wenig Gemüsebrühe dämpfen. Vollkornmehl darüberstreuen, mit der Gemüsebrühe ablöschen. Kartoffel beifügen und weich kochen. Würzen. Basilikum, Majoran und evtl. Rahm in die Suppenschüssel geben und die fertige Suppe darüber anrichten.

Minestra
½ Essl. Reform-Pflanzenfett
2 Essl. Lauch
etwas Zwiebel, fein gehackt
einige Sellerieblätter
½ Teller Mangoldblätter
7 dl Wasser oder Gemüsebrühe
1 Essl. Liebstöckel oder Thymian
½ Knoblauchzehe, ausgepresst
Basilikum, Petersilie, Schnittlauch

1 Prise Steinsalz
15 g Teigwaren* oder Reis
5 g Butter oder Pflanzenmargarine
oder Nussmus

Zwiebel, Lauch, Sellerieblätter und Mangold, alles klein geschnitten, langsam dämpfen. Gemüsebrühe beifügen, würzen und ½ Std. kochen. Teigwaren oder Reis 15–20 Min. mitkochen. Zum Verfeinern Rahm* oder Nussmus oder Pflanzenmargarine beifügen.

Gemüse

Spinat, gehackt
¼ l Gemüsebrühe
200 g Spinat (dicke Stiele entfernen)
¼ Knoblauchzehe, durchgepresst
1 Prise Meersalz
Pfefferminzblätter, Salbei
1 Tasse roher Spinat
evtl. etwas frische Butter oder
Reform-Pflanzenmargarine
Spinat in der Gemüsebrühe kurz abwellen, abgiessen, hacken, wiegen oder mixen. Spinat in die Pfanne zurückgeben und heiss werden lassen. Knoblauch, Salz und Kräuter beifügen. Den rohen Spinat sehr fein wiegen oder mixen, vor dem Anrichten beifügen und etwas frische Butter oder Pflanzenmargarine dazugeben.

Spinat, ganze Blätter (en branches)
300 g Spinat (dicke Stiele entfernen, den gröberen Winterspinat evtl. zuerst abwellen)
1 Essl. Pinienkerne
evtl. 1 Essl. Rosinen
1 Prise Steinsalz
Pfefferminzblätter, Salbei, Petersilie
evtl. etwas flüssige Butter oder
Reform-Pflanzenmargarine

Spinat nicht zugedeckt auf kleiner Flamme mit ganz wenig Wasser dünsten. Pinienkerne, Gewürze und evtl. Rosinen beifügen und noch kurz weiterdämpfen. Zum Schluss evtl. flüssige Butter oder Pflanzenmargarine daruntermischen.

Lattich
1 Lattich
1 l Wasser
etwas Zwiebel, gehackt

½ Essl. Reform-Pflanzenfett
1 dl Gemüsebrühe
1 Prise Steinsalz
2 Essl. Rahm* oder Sesamrahm

Lattich halbieren, im Wasser halbweich kochen, abtropfen lassen, zusammenlegen und in feuerfeste Form geben. Zwiebel im Pflanzenfett anziehen lassen und über das Gemüse verteilen. Gemüsebrühe und Meersalz beifügen und 30–40 Min. im Ofen schmoren. 5 Min. vor dem Anrichten den Rahm* darübergiessen.

Endiviengemüse
1 grosser Endivienkopf

Zubereitung genau gleich wie beim Lattich.

Chicorée, gedämpft
2 Stangen Chicorée
½ Essl. Reform-Pflanzenfett
3 Essl. Gemüsebrühe
1 Prise Steinsalz
Majoran, Thymian
etwas Butter oder Pflanzenmargarine oder Nussmus

Chicoréestangen halbieren und in die Pfanne einschichten. Erwärmtes Pflanzenfett sowie Gemüsebrühe über die Chicorée geben, würzen und zugedeckt auf kleiner Flamme ½ Std. dämpfen. Zum Schluss zerlassene Butter oder Pflanzenmargarine oder Nussmus über das angerichtete Gemüse verteilen.

Krautstiele an Béchamelsauce
3 Stängel Krautstiele
½ Essl. Reform-Pflanzenfett
½ dl Gemüsebrühe
wenig Zitronensaft oder
1 Teel. Mandelpüree
1 Prise Steinsalz
Estragon, Petersilie und Schnittlauch
Béchamelsauce* kann mit Reismehl zubereitet werden (Rezept Seite 105)

Die in 3 cm lange Stücke geschnittenen Krautstiele im Pflanzenfett dünsten, Gemüsebrühe mit Zitronensaft oder Mandelpüree beifügen und zugedeckt auf kleiner Flamme ½–¾ Std. weich kochen, würzen. Das fertige Gemüse mit Béchamelsauce mischen.

Stangensellerie
3–4 Stangensellerie
½ Zwiebel, gehackt
etwas Apfel, fein geschnitten
1 dl Gemüsebrühe
1 Teel. Mandelpüree
1 Prise Steinsalz oder
wenig Sojasauce
Selleriekraut

Die in 8 cm lange Stücke geschnittenen Stangensellerie in eine Pfanne legen. Zwiebel und Apfel ohne Fett leicht andünsten und darüber verteilen. Gemüsebrühe und Mandelpüree beifügen und ½–¾ Std. weich kochen. Würzen.

Überbackener Fenchel mit Frischkäse-Creme*
1 grösserer oder 2 kleine Fenchel
1 Prise Steinsalz
Pfeffer
einige Tropfen Zitrone
1 Frischkäse*

Fenchel vierteln und in wenig Wasser halbweich dämpfen. Die einzelnen Lagen des Fenchels auseinanderziehen und in eine feuerfeste Form legen. Mit Zitronensaft beträufeln, salzen und pfeffern. Den Frischkäse mit 2 Essl. Fenchelsud verrühren und auf dem Gemüse verteilen. Im heissen Ofen überbacken. Statt Frischkäse kann auch etwas Soja- oder Sesamrahm verwendet werden.

Gemüsecurry
1 Essl. Olivenöl
1 Frühlingszwiebel
200 g Gemüse (z.B. Lauch, Karotten, Zucchetti, Spargel)

½ Teel. Vollkornmehl* oder Reismehl
1 Messerspitze (oder mehr, je nach Geschmack) Curry
½ Teel. Gemüsebrühe
½ Orange
1 Teel. Sultaninen
1 Prise Vollzucker (Succanat)
1 Prise Steinsalz, Pfeffer

Die in feine Ringlein geschnittene Frühlingszwiebel im leicht erwärmten Öl anziehen lassen. Mehl und Curry darüberstreuen und mit der Gemüsebrühe ablöschen. Die klein geschnittenen Gemüse zugeben und zugedeckt ca. 15 Min. dämpfen. Von der Orange zwei, drei Schnitze zurückbehalten, den Rest auspressen und die Sultaninen im Saft einlegen. Wenn das Gemüse weich ist, Sultaninen und Orangensaft beigeben, heiss werden lassen und mit Zucker, Salz und Pfeffer abschmecken. Anrichten und die Schnitze darüber verteilen.

Karotten, gedämpft
3–4 Karotten
1 dl Gemüsebrühe
1 Teel. Mandelpüree
je 1 Prise Fruchtzucker und Steinsalz
Majoran, Thymian, Rosmarin
Petersilie

Die in Scheiben oder Stängelchen geschnittenen Karotten in der Gemüsebrühe 30–45 Min. dämpfen, evtl. das Mandelpüree beigeben. Würzen. Zum Schluss die gehackte Petersilie darüber streuen.

Erbsen mit Karotten
½ Essl. Reform-Pflanzenfett
100 g frische süsse Erbsen, enthülst
1 dl Gemüsebrühe
Majoran, Thymian, Liebstöckel, Petersilie, Schnittlauch

150 g in Scheiben geschnittene Karotten, nach dem obigen Rezept für gedämpfte Karotten zubereitet.

Erbsen kurz im Pflanzenfett dünsten, Gemüsebrühe beifügen, weich kochen. Würzen. Karotten und Erbsen mischen oder auf der Platte abwechslungsweise anrichten.

Erbsen auf französische Art
¼ Salatkopf oder Lattich
150–200 g Erbsen, enthülst
1 dl Gemüsebrühe
1 Prise Steinsalz
Petersilie, Schnittlauch
Majoran, Thymian, Liebstöckel
10 g Nussmus
1 Teel. Vollkornmehl* oder Reismehl

Den in feine Streifen geschnittenen Salatkopf oder Lattich zusammen mit den Erbsen in der Gemüsebrühe auf ganz kleinem Feuer dämpfen, bis sie weich sind. Würzen. Nussmus mit Vollkornmehl mischen, dazugeben und kurz aufkochen.

Kefen (Zuckererbsen), gedämpft
200 g Kefen
1 dl Gemüsebrühe
1 Prise Steinsalz
1 Prise Vollzucker (Succanat)
etwas Petersilie oder Liebstöckel
Schnittlauch, Majoran, Thymian
frische Butter oder Pflanzenmargarine oder Nussmus

Kefen und Kräuter in der Gemüsebrühe zugedeckt ½–¾ Std. dämpfen. Würzen und beim Anrichten frische Butter oder Pflanzenmargarine oder Nussmus darübergeben.

Grüne Bohnen mit Tomaten
½ Essl. Reform-Margarine
½ Zwiebel
250 g Bohnen
wenig Knoblauch
Bohnenkraut, Petersilie
1–2 Tomaten
1 Prise Steinsalz
etwas Kümmel, Majoran, Liebstöckel

Die gehackte Zwiebel in der Reform-Margarine dünsten. Die Bohnen, die in kleine Würfel geschnittenen Tomaten und die Kräuter beifügen und ca. 1 Std. dämpfen, wenn nötig etwas Wasser zugeben. Würzen.

Sellerie, gedämpft
½ Essl. Reform-Margarine
½ Zwiebel
½ Sellerie
1 dl Gemüsebrühe
1 Prise Steinsalz
etwas Zitronensaft, Majoran
1 Teel. Mandelpüree
feinste Apfelscheibchen, Nüsse

Die gehackte Zwiebel in der Reform-Margarine dünsten, den in kleine viereckige Scheiben geschnittenen Sellerie mit der Gemüsebrühe beifügen und in ½–¾ Std. weich kochen. Würzen. Zum Verfeinern Mandelpüree beifügen und nach Wunsch auch einige Apfelscheibchen mitdämpfen. Zum Schluss mit gehackten Nüssen bestreuen.

Sellerie mit Béchamelsauce*
1 kleinen Sellerie wie oben zubereiten und zuletzt mit einer Béchamelsauce (Rezept Seite 105) vermischen. Béchamelsauce kann auch mit Reismehl zubereitet werden

Randengemüse (Rote Bete)
Wurzelspitzen und Blätter bis ca. 2 cm abschneiden, gut waschen, ohne die Haut zu verletzen.

350 g Randen
1 dl Gemüsebrühe
je 1 Prise Fruchtzucker und Steinsalz
¼ Lorbeerblatt, Liebstöckel, Kümmel, Muskat
ganz wenig Knoblauch, Petersilie
etwas Zitronensaft, Zitronenmelisse
1 Essl. Vollkornmehl* oder Reismehl, kalt angerührt
1 Essl. Mandelpüree

Die Randen im Dampfkochtopf in ca. 25 Min. weich kochen. Schälen und in feine Scheiben schneiden. In der Gemüsebrühe mit den Kräutern und Gewürzen gut mischen und ¼ Std. leicht kochen. Zum Binden das Vollkornmehl darunterrühren und am Schluss das Mandelpüree beifügen.

Topinambur
250 g Topinambur
etwas Gemüsebrühe
1 Prise Steinsalz
Basilikum
1 Teel. Mandelpüree

Die Topinambur wie Kartoffeln in der Schale (s. Rezept Seite 98) kochen. Schälen, in Scheiben schneiden und in der Gemüsebrühe weich dämpfen. Würzen und zum Verfeinern das Mandelpüree daruntermischen.
Man kann die Topinambur auch mit Béchamelsauce (Rezept Seite 105) und etwas geriebenem Käse anrichten.

Tomatengemüse
4–5 Tomaten
½ Essl. Reform-Pflanzenfett
½ Zwiebel
Fruchtzucker
1 Prise Steinsalz
ein wenig Knoblauch
Rosmarin, Majoran, Basilikum
evtl. 1 Essl. Maizena (Maismehl)
Petersilie oder Schnittlauch oder Dill

Zwiebel und Fruchtzucker im Pflanzenfett in der Bratpfanne leicht bräunen. Die Tomaten mit kochendem Wasser überbrühen und schälen, in Stücke schneiden, zu den Zwiebeln geben und mitdämpfen, bis sie etwas eingekocht sind. Knoblauch und Gewürze beifügen und fertig kochen; zum Binden das Maizena daruntermischen. Über die angerichteten Tomaten reichlich gehackte Petersilie oder andere Kräuter streuen.

Tomaten, gedämpft
2–3 Tomaten
1 Prise Steinsalz
10 g Reform-Pflanzenfett oder Butter
¼ Zwiebel, gehackt
Provence-Kräuter (Basilikum, Rosmarin, Thymian, Salbei), Petersilie

Die Zwiebel ohne Fett leicht anziehen lassen. Die halbierten Tomaten auf ein eingefettetes Blech oder in die feuerfeste Form legen. Kleine Stücklein Pflanzenfett oder Butter auf jede Tomatenhälfte geben, ebenso die gedünstete Zwiebel und die Kräuter darüber verteilen. Im Ofen kurz dämpfen.
Nach Belieben werden einige Tomaten gemixt oder ganz fein gehackt, mit Rahm vermischt, rasch aufgekocht und über die angerichteten Tomaten verteilt.

Tomaten, gefüllt
2–3 Tomaten
1 Teel. Reis pro Tomate
1 Prise Steinsalz
Butter oder Pflanzenmargarine oder Nussmus
etwas Zwiebel und Knoblauch
Rosmarin, Majoran, Thymian, Basilikum, Lorbeer, Muskat
evtl. Gemüsebrühe

Von den Tomaten den Deckel abschneiden und aushöhlen. Das Tomatenmark hacken und mit 1 Teel. ungekochtem Reis und den Kräutern und Gewürzen vermischen. Die Masse einfüllen, Butterflöckchen oder Pflanzenmargarine oder Nussmus daraufgeben und die abgeschnittenen Deckel aufsetzen. Im Ofen bei guter Unterhitze 20–30 Min. backen.

Tomaten à la provençale
2 Tomaten
1 Prise Steinsalz
1 Essl. gehackte Petersilie
1 Essl. Paniermehl* oder Reispaniermehl (Brösel)

Tomaten halbieren, mit Meersalz bestreuen, auf ein Blech geben. Paniermehl und Petersilie mischen und mit einem Löffel auf die Tomaten verteilen. Im Ofen 15 Min. backen.

Zucchetti-Tomatengemüse
½ Essl. Reform-Pflanzenfett
½ Zwiebel, gehackt
300 g Zucchetti
50 g Tomaten
1 Prise Steinsalz
Knoblauch, Rosmarin. Majoran, Thymian, Basilikum
Petersilie, Schnittlauch, Dill
evtl. etwas Maizena (Maismehl)
1 Teel. Mandelpüree

Zwiebel im Pflanzenfett anziehen lassen. Zucchetti in Würfel schneiden, Tomaten schälen und ebenfalls in Würfel schneiden. Beide Gemüse zugeben und weich schmoren. Würzen. Wenn sich zuviel Flüssigkeit gebildet hat, wird etwas angerührtes Maizena und 1 Teel. Mandelpüree zuletzt beigefügt.

Peperoni, grüne, gelbe oder rote
Sie eignen sich sehr gut als Beigabe zu anderen Gerichten.
150–200 g Peperoni
½ Essl. Reform-Pflanzenfett
½ Zwiebel, gehackt
1 Prise Steinsalz
Knoblauch, Rosmarin, Majoran, Thymian, Basilikum, Petersilie

Peperoni in Streifen schneiden und zusammen mit Zwiebel, Kräutern und Gewürzen in der Bratpfanne im Pflanzenfett zugedeckt ½ Std. dämpfen.

Ratatouille
50 g Peperoni
100 g Zucchetti
50 g Auberginen
1 Tomate
½ Zwiebel, gehackt
wenig Knoblauch

1 Essl. Reform-Pflanzenfett
1 Prise Steinsalz
Rosmarin, Majoran, Thymian, Basilikum, Petersilie

Peperoni, Zucchetti, Aubergines und Tomate (geschält) in Würfel schneiden. Zwiebel und Knoblauch im Pflanzenfett dämpfen, Gemüse beigeben und 1 Std. zugedeckt dämpfen. Würzen. Wenn zuviel Saft entsteht, abgedeckt einkochen lassen.

Aubergines
Die Aubergines waschen, evtl. schälen
1 Essl. Reform-Pflanzenfett
400–500 g Aubergines
evtl. etwas Gemüsebrühe
Steinsalz
1–2 Tomaten

Die in Würfelchen geschnittenen Aubergines im Pflanzenfett dünsten und weich dämpfen, salzen. Mit einigen Tomatenhälften oder mit etwas Tomatengemüse garnieren.

Artischocken
1 Artischocke
¾ l Wasser
1 Essl. Zitronensaft
1 Prise Steinsalz

Die Stängel dicht an den Artischocken abschneiden. Die untersten harten Blätter entfernen und die Spitzen abschneiden. Halbieren und Blüte herausschneiden, unter dem laufenden Wasser waschen und Schnittfläche mit Zitronensaft einreiben. Wasser zum Kochen bringen, Zitronensaft und Meersalz beifügen und die Artischocke darin weich kochen, ca. ¾ Std. Abtropfen lassen und auf warmer, mit Serviette belegter Platte anrichten.
Mit Joghurtsauce* (Rezept Seite 82) oder Ölsauce servieren.

Spargeln
½ Bund Spargeln
1 l Wasser
1 Prise Steinsalz
geriebener Käse*
Nussmus

Die Spargeln waschen und grosszügig schälen. Grüne Spargeln kann man fast ganz belassen. Wasser zum Kochen bringen, die Spargeln in 20–30 Min. weich kochen (grüne brauchen viel weniger lang), mit dem Schaumlöffel herausnehmen und auf einer mit Serviette belegten Platte anrichten. Geriebenen Käse darüberstreuen und mit flüssigem Nussmus begiessen. Statt geriebener Käse* kann auch Sojarahm verwendet werden.
Als Variante Sauce Vinaigrette (siehe Rezept 107) dazu servieren.

Blumenkohl oder Brokkoli
(Nur aus biologischem Anbau)
1 kleiner Blumenkohl oder Brokkoli (250 g)
1 Teel. Reform-Pflanzenfett
1 Knoblauchzehe
1 dl Gemüsebrühe
1 Prise Steinsalz, Pfeffer
Pinienkerne oder Mandelsplitter

Blätter und Strunk unter der Blume abschneiden. Strunk schälen und in grössere Stücke schneiden, Blume in Röschen teilen. Die gehackte Knoblauchzehe im Pflanzenfett hell dünsten, Blumenkohl oder Brokkoli beifügen und kurz mitdünsten. Mit der Gemüsebrühe ablöschen und etwa 5 Min. köcheln lassen. Mit Salz und Pfeffer würzen. Pinienkerne oder Mandelsplitter ohne Fett kurz in der Bratpfanne rösten und über das Gemüse verteilen.

Kohlrabi mit Kräutern
1 Kohlrabi
1 dl Gemüsebrühe
1 Essl. zarte Kohlrabiblätter, gehackt
1 Essl. Rahm* oder Sojarahm

Béchamelsauce* (Rezept Seite 105) kann auch mit Reismehl zubereitet werden

Kohlrabi in 4 Stücke, dann in feine Scheibchen schneiden und in der Gemüsebrühe zugedeckt ½–¾ Std. kochen, zuletzt die Kohlrabiblätter und den Rahm beifügen.
Die Béchamelsauce mit verschiedenen gehackten Kräutern vermischen und über die fertig gekochten Kohlrabi anrichten.

Rosenkohl, gedämpft
½ Essl. Reform-Pflanzenfett
200 g gereinigter Rosenkohl
1 dl Gemüsebrühe
1 Prise Steinsalz
Muskat, Basilikum

Den Rosenkohl im Pflanzenfett leicht dämpfen, Gemüsebrühe beifügen und ½ Std. weich dämpfen. Würzen. Evtl. beim Anrichten etwas flüssige Butter darübergeben.

Kohl oder Weisskraut, gedämpft
(Bei Blähsucht meiden! Kohl bläht nur wenn gekocht. Alle Kohlarten gut kauen, roher Kohlsaft stets erlaubt!)
½ Essl. Reform-Pflanzenfett
½ Zwiebel, gehackt
250 g junger Kohl
1 dl Gemüsebrühe
evtl. etwas Kelpamare
Muskat, Kümmel, 1 Prise Steinsalz
Basilikum oder Liebstöckel

Zwiebel im Pflanzenfett dünsten, den in 2 cm Streifen geschnittenen Kohl beifügen, dämpfen, bis das Gemüse zusammenfällt. Mit Gemüsebrühe ablöschen und auf kleinem Feuer ½ Std. weich kochen. Würzen.
Grüner, ausgewachsener Kohl muss zuerst kurz in Wasser abgewellt werden.

Kohl, gehackt
(Bei Blähsucht meiden!)
200 g Kohl
1 l Wasser
½ Essl. Reform-Pflanzenfett
etwas Knoblauch
1 kleiner Essl. Mehl* oder Reismehl
1 dl Gemüsebrühe oder
halb Milch*, halb Gemüsebrühe
1–2 Essl. Rahm* oder Sojarahm
Kelpamare, Muskat, Kümmel, Petersilie
1 Prise Steinsalz

Kohl in 4 Stücke schneiden, im Wasser weich kochen, dann abtropfen lassen und fein hacken. Im Pflanzenfett kurz dünsten, etwas fein gehackten Knoblauch und Mehl darüberstreuen und ¼ Std. kochen, dann Gemüsebrühe oder Milch beifügen und heiss werden lassen. Würzen. Mit Rahm verfeinern.

Rotkraut
(Bei Blähsucht meiden!)
½ Essl. Reform-Pflanzenfett
250 g Rotkraut
½ Essl. Zitronensaft
½ Apfel
½ Essl. Reis
1 dl Gemüsebrühe
½ dl Traubensaft oder Süssmost
1 Apfel
etwas Butter
1 Prise Steinsalz

Das fein gehobelte Rotkraut im Pflanzenfett dünsten. Zitronensaft, den in feine Scheibchen geschnittenen Apfel sowie den Reis dazugeben und weiterdünsten. Mit Gemüsebrühe und Traubensaft oder Süssmost ablöschen und auf kleiner Flamme zugedeckt 1–1½ Std. weich dämpfen. Den zweiten Apfel schälen, in Schnitze schneiden, mit Butter bestreichen und auf einem Blech im Ofen schmoren. Zur Garnitur des angerichteten Rotkrauts.

Lauchgemüse
(Bei Blähsucht meiden!)
200 g gerüsteter Lauch
½ Essl. Reform-Pflanzenfett
1 dl Gemüsebrühe
½ Essl. Rahm
1 Prise Steinsalz
evtl. etwas geriebener Käse*

Den Lauch in 10 cm lange Stücke schneiden, in die Bratpfanne einschichten, Pflanzenfett und Gemüsebrühe darübergeben und zugedeckt langsam schmoren. Zuletzt Salz und Rahm beifügen, evtl. geriebenen Käse darüberstreuen.

Salate von gekochten Gemüsen

Karotten, Sellerie. Randen (Rote Bete), Bohnen, Blumenkohl, Brokkoli, Zucchetti, Mangold oder Krautstiele eignen sich besonders gut für diese Salate.
Die Gemüse werden in Gemüsebrühe oder Wasser weich gekocht, abgetropft und klein geschnitten (Würfelchen, Scheibchen, Röschen, Streifen). Mit Salatsauce oder mit Vinaigrette oder Mayonnaise anmachen. Als Gewürz Zwiebeln und gehackte Kräuter.

Kartoffelsalat
200 g Kartoffeln
½ dl Gemüsebrühe
1 Essl. Mayonnaise* (Rezept Seite 82)
½ Essl. Zwiebeln, gehackt
Borretsch, Schnittlauch, Petersilie, Zitronenmelisse, Majoran, Thymian, Dill

Die Kartoffeln im Dampftopf weich kochen, noch heiss schälen und in Scheiben schneiden. Die heissgemachte Gemüsebrühe darübergiessen und etwas stehen lassen, dann die Mayonnaise daruntermischen. Mit Zwiebel und Kräutern würzen. Anstelle von Mayonnaise kann man Öl, Zitronensaft und Rahm gut verquirlen und mit den Kartoffeln vermischen.

Kartoffelsalat mit Gurken
1 grosse Kartoffel
¼ Gurke
2 Essl. Joghurtsauce* (Rezept Seite 82)
oder Sojasauce (Rezept Seite 85)
½ Knoblauchzehe
Dill oder Borretsch, Schnittlauch, Petersilie, Zwiebel

Die Kartoffel, wie oben beschrieben, vorbereiten. Die geschälte Gurke auf grober Raffel raffeln und dazugeben. Mit Joghurtsauce vermischen und mit Zwiebel und Kräutern würzen.
Vor dem Anrichten die Salatschüssel mit der Knoblauchzehe ausreiben.

Salade niçoise*
1 gekochte Kartoffel
1 kleine Tomate
Radieschen
einige Gurkenscheiben
1 hart gekochtes Ei*
1 Essl. Öl
½ Essl. Zitronensaft
1 Prise Steinsalz
Petersilie, Schnittlauch oder Dill, Zitronenmelisse, Borretsch
einige Kopfsalatblätter

Kartoffel, Tomate, Radieschen und das Ei in Scheiben schneiden und zusammen mit den Gurkenscheiben mit der Salatsauce aus Öl, Zitronensaft, Meersalz und Kräutern anmachen. Direkt vor dem Servieren die Kopfsalatblätter in breite Streifen schneiden und mit dem Salat vermischen oder den Salat auf die Kopfsalatblätter anrichten.

Reissalat
50 g Reis
2 dl Wasser
2 Essl. Quarksauce* (Rezept Seite 82)
oder Sojasauce
½ Essl. Zwiebel, gehackt
¼ Tomate
Schnittlauch, Petersilie oder Basilikum
einige Salatblätter

Reis im Wasser kochen, kurz abspülen und erkalten lassen. Zwiebel, fein gewürfelte Tomate und Kräuter unter die Quarksauce geben.
Den Reis mit der Sauce vermischen und auf Salatblätter anrichten.

Selleriesalat mit Soja-Mayonnaise
½ kleiner Sellerie
½–1 Essl. Zitronensaft
2 Baumnüsse
evtl. ¼ Apfel
1 Prise Steinsalz
1 Essl. Soja-Mayonnaise
(Rezept Seite 82)

Die rohe Sellerieknolle in streichholzdünne Streifen schneiden oder hobeln. Zitronensaft darüberträufeln, um ein Braunwerden zu verhindern. Die grob gehackten Baumnüsse und den geraffelten Apfel dazugeben und mit der Mayonnaise vermischen.

Gemüsesülzchen
2½ dl Gemüsebrühe
2 g Agar-Agar
einige Tropfen Zitronensaft
etwas Kelpamare
frische Gurkenscheiben
Tomatenwürfelchen
gekochte Brokkoliröschen
gekochte Erbsen
gekochte, klein geschnittene Bohnen

Agar-Agar ist ein pflanzliches Gallertpulver, das anstelle der tierischen Gelatine für Gemüse- und Fruchtköpfchen, Saucen und Puddings usw. verwendet wird.
Das Agar-Agar-Pulver in die lauwarme Gemüsebrühe geben und langsam erhitzen, bis das Geliermittel gut aufgelöst ist. Mit Zitronensaft und Kelpamare würzen. In ausgespülte Förmchen etwas Sulze einfüllen, fest werden lassen. Mit Gemüsescheibchen garnieren, wieder Sulze darübergeben, fest werden lassen usw., bis die Förmchen gefüllt sind.
Die erkalteten Sülzchen stürzen und auf Salatblättern servieren.

Kartoffelgerichte

Kartoffeln in der Schale (Pellkartoffeln)
3–4 kleine Kartoffeln
Wasser

Kartoffeln abbürsten und waschen. Pfanne mit gelochtem Einsatz oder Drahtsieb mit Wasser bis zum Einsatz füllen, Kartoffeln hineingeben, zudecken und 30–40 Min. kochen. Im Dampfkochtopf sind sie in 8–10 Min. weich.

Backkartoffeln
3–4 kleine Kartoffeln
1 Essl. Öl
Butter oder Nussmus

Die Kartoffeln abbürsten, waschen. Auf der oberen Seite die Haut 3–4-mal einritzen, mit Öl bepinseln und auf eingefettetem Blech bei mittlerer Hitze 30–40 Min. backen. Auf die fertigen Kartoffeln je ein Stückchen Butter oder Nussmus geben.

Quarkkartoffeln*
3–4 kleine Kartoffeln
50 g Magerquark
1–2 Essl. Milch* oder Rahm*
Schnittlauch oder Kümmel oder Majoran
1 Prise Steinsalz

In die obere Seite der Kartoffeln eine Rille schneiden und zubereiten wie Backkartoffeln. Für die Füllung Quark mit Milch oder Rahm schaumig rühren und Gewürze beifügen. Mit einem Löffel über die Rille der gebackenen Kartoffeln verteilen oder mit dem Dressiersack aufspritzen.

Kümmelkartoffeln
2–3 mittelgrosse, längliche, schmale Kartoffeln
1 Teel. Kümmel
1 Prise Steinsalz
1 Essl. Öl

Die Kartoffeln abbürsten, waschen und durch die schmale Mitte halbieren. Kümmel mit Steinsalz vermischen und auf die Schnittflächen streuen. Die Kartoffeln mit der Schnittfläche nach unten auf ein gefettetes Blech legen, mit Öl bepinseln und ¾ Std. bei mittlerer Hitze backen.

Bouillonkartoffeln
250 g Kartoffeln
1–2 dl Gemüsebrühe
1 Prise Steinsalz
Liebstöckel, Thymian
10 g Butter oder Pflanzenmargarine oder Nussmus

Kartoffeln waschen, schälen, halbieren oder in Stücke schneiden und in der Gemüsebrühe mit Steinsalz und den Gewürzen weich kochen. Butter oder Pflanzenmargarine oder Nussmus über die angerichteten Kartoffeln verteilen.

Rahmkartoffeln*
200 g Kartoffeln
Zwiebel, gehackt
1 dl Gemüsebrühe
1 Prise Steinsalz
½ dl Rahm*, evtl. Milch*
Thymian, Muskat
Petersilie

Kartoffeln schälen, in Scheibchen schneiden, zusammen mit der Zwiebel ohne Fett kurz anziehen lassen und mit der Gemüsebrühe und den Gewürzen weich kochen. Zuletzt Rahm oder Milch beifügen. Die angerichteten Kartoffeln mit gehackter Petersilie bestreuen. Kann auch mit Sojarahm zubereitet werden.

Kartoffeln mit Tomaten
200 g Kartoffeln
½ kleine Zwiebel
1 dl Gemüsebrühe
1 kleine Tomate
1 Prise Steinsalz
1 Essl. Rahm* oder Sesamrahm (Rezept Seite 85)
Majoran oder Rosmarin oder Thymian

Die gehackte Zwiebel und die geschälten, in Scheiben geschnittenen Kartoffeln ohne Fett kurz anziehen lassen, dann mit der Gemüsebrühe halbweich kochen. Die geschälte Tomate in Schnitze schneiden, beifügen und fertig kochen. Würzen. Zuletzt Rahm oder Sesamrahm dazugeben.

Kartoffelschnee
4 Kartoffeln
Wasser
getrocknete Tomaten
Butter oder Pflanzenmargarine oder Nussmus

Kartoffeln waschen, schälen, in Stücke schneiden und im Dampf mit wenig Wasser weich kochen. Durch die Kartoffelpresse direkt auf eine warme Platte spritzen. Flüssige Butter oder Pflanzenmargarine oder Nussmus darübergeben und mit fein geschnittenen getrockneten Tomaten garnieren.

Kartoffelpüree
4 Kartoffeln
wenig Wasser
1 dl Milch* oder Sojarahm
Muskat
evtl. 1 Essl. Rahm*
1 Prise Steinsalz
fein gehackter Majoran, fein gehackter Kümmel
etwas Knoblauch
getrocknete Tomaten

Kartoffeln schälen, in Stücke schneiden und im Dampf weich kochen. Durch die Kartoffelpresse passieren. Milch erwärmen, das Kartoffelpüree dazugeben, schaumig rühren und würzen. Evtl. mit Rahm* verfeinern. Auf heisser Platte anrichten und mit den fein geschnittenen getrockneten Tomaten oder mit goldgelb gerösteten Zwiebelringen garnieren.

Kartoffelpfluten
4 Kartoffeln
1 dl Milch* oder Sojamilch
10 g Butter
10 g Butter oder Nussmus
1 Prise Steinsalz
Muskat

Die Kartoffeln zubereiten wie Kartoffelpüree, mit Steinsalz und Muskat würzen. Kleine Schöpfkelle in heisse Butter tauchen, Pfluten ausstechen und auf heisser Pfanne anrichten. Weitere Butter oder Nussmuss darübergeben.

Schmorkartoffeln
2 kleine Kartoffeln
wenig Wasser
1 Prise Steinsalz
1 dl Gemüsebrühe
1–2 Essl. Rahm* oder Sesamrahm (Rezept Seite 85) oder Nussmus
Muskat, Thymian
Petersilie

Kartoffeln schälen und halbieren, im Dampf halbweich kochen. Mit der Schnittfläche nach unten in eine feuerfeste Platte legen. Gemüsebrühe darübergiessen, würzen und im Ofen schmoren, bis die Flüssigkeit eingekocht ist. Rahm* oder Nussmus darübergeben und mitschmoren, bis die Kartoffeln leicht gebräunt sind. Mit der Schnittfläche nach oben anrichten und mit gehackter Petersilie bestreuen.

Kartoffelschnitten mit Spinat
1 grosse Kartoffel
1 dl Gemüsebrühe
1 Prise Steinsalz
100 g Spinat
etwas Butter oder Pflanzenmargarine oder Nussmus
Knoblauch, Petersilie, Schnittlauch
evtl. Pfefferminze oder Salbei, Muskat

Die geschälte Kartoffel der Länge nach in 1 cm dicke Scheiben schneiden und sorgfältig weich kochen. Auf ein bebuttertes Blech legen. Den Spinat zubereiten wie Blattspinat (Rezept Seite 90), würzen und auf die Kartoffeln verteilen. Evtl. geriebenen Käse* darüberstreuen und Butter oder Pflanzenmargarine oder Nussmus in kleinen Stückchen darauflegen. Kurz im Ofen überbacken.

Lyoner Kartoffeln
1 Essl. Reform-Margarine
½ Essl. Olivenöl
3 kleine Kartoffeln
1 kleine Zwiebel

Reform-Margarine und Öl erhitzen. Die geschälten, in Scheiben geschnittenen Kartoffeln im heissen Fett halbweich kochen. Die in Streifen geschnittene Zwiebel beifügen und fertigbacken.

Kartoffelstängelchen (roh gebraten)
3 grosse Kartoffeln
½ Essl. Reform-Margarine oder
½ Essl. Olivenöl
1 Prise Steinsalz
Muskat, Rosmarin

Die Kartoffeln schälen, in Stängelchen schneiden und in einem Tuch trocknen. Margarine oder Öl erhitzen und die Stängelchen hineingeben. Kurze Zeit zugedeckt und dann etwa ½ Std. abgedeckt weiterbraten. Salzen und würzen.

Kartoffel-„Gulasch"
1 Zwiebel
1 grosse Kartoffel
1 grüne Peperoni
1–2 dl Wasser
1 Prise Steinsalz
Majoran, Thymian, Rosmarin, Petersilie

Zwiebel und Kartoffel in kleine Würfel, Peperoni in Stücke schneiden und zusammen, mit dem Wasser bedeckt, in ca. 15 Min. weich kochen. Kräftig würzen und anrichten.

Ayurvedische Kartoffeln
(Ein apartes, sehr aromatisches Gericht, für 3–4 Portionen)
5 grosse Kartoffeln
½ l Sojamilch
1 Packung Soja-Creme (Ersatz für Crème fraîche)
je 1 Bund frischer Dill, frischer Schnittlauch, frische Petersilie
½ Zitrone, ausgepresst
1–2 Teel. Kurkuma
½ Teel. Curry
Sojasauce

Die gut gebürsteten Kartoffeln in dicke Scheiben schneiden und ca. 5 Min. kochen. Inzwischen in einer Pfanne die Sojamilch, vermischt mit der Soja-Creme, langsam erhitzen (auf keinen Fall kochen!). Kurkuma nach Geschmack und Curry darunterrühren und mit Sojasauce abschmecken. Die Kartoffelscheiben in die Sauce legen und ca. 10 Min. leicht köcheln lassen. Zum Schluss die frischen klein gehackten Kräuter über die Kartoffeln streuen und sofort servieren.

Getreidespeisen

Japanischer Reis
80 g Vollreis
1 ½–2 dl Gemüsebouillon
1 Prise Steinsalz
10 g Butter oder Pflanzenmargarine oder Nussmus
1 kleine geschälte Zwiebel, mit Lorbeerblatt und Gewürznelke besteckt

Den Reis in die kochende Bouillon mit besteckter Zwiebel geben und 40 Min. kochen. Erkalten lassen, Zwiebel entfernen. Den Reis im Ofen wieder heiss werden lassen und beim Anrichten erwärmte Butter oder Pflanzenmargarine oder Nussmus darübergeben.

Risotto
80 g Vollreis
½ Essl. Reform-Margarine
1 Essl. Zwiebel, gehackt
2 dl Gemüsebrühe oder Wasser
1 Prise Steinsalz
getrocknete Pilze
frische Kräuter nach Geschmack, Rosmarin
10 g frische Butter oder Pflanzenmargarine oder Nussmus
evtl. 10 g Parmesan*

Zwiebel in der Margarine anziehen, Reis beifügen und dünsten, bis er glasig ist. Gemüsebrühe oder Wasser heiss dazugeben und al dente (30–40 Min.) kochen. Die fein gehackten, getrockneten Pilze und Kräuter beigeben und etwas mitkochen. Zuletzt Butter oder Pflanzenmargarine oder Nussmus und geriebenen Parmesan* mit der Gabel daruntermischen.

Safranreis
Zubereitung wie Risotto. Eine Messerspitze Safranpulver mit etwas Bouillon auflösen und beifügen.

Riz Créol mit Gemüsen
½ Essl. Reform-Pflanzenfett
80 g Vollreis
2 Essl. Gemüse, sehr fein gewürfelt (Lauch, Sellerie, Karotten)
2 dl Gemüsebrühe
1 Prise Steinsalz
frisch gehackte Kräuter nach Geschmack

Reis und Gemüse andämpfen, heisse Gemüsebrühe und die Kräuter dazugeben und 30–45 Min. kochen.

Tomatenreis
80 g Vollreis
½ Essl. Reform-Margarine
1 Essl. Zwiebel, gehackt
wenig Knoblauch, ausgepresst
1 grosse Tomate
ca. 1 dl Gemüsebrühe
1 Prise Steinsalz
Rosmarin, Majoran, Muskat
evtl. Basilikum
etwas Vollzucker (Succanat)
10 g Butter oder Pflanzenmargarine

Zwiebel und Knoblauch in der Margarine anziehen, Reis beifügen und dünsten, bis er glasig ist. Geschälte, in Würfel geschnittene Tomate beigeben. Gemüsebrühe dazugiessen, Gewürze beifügen und 30–45 Min. kochen. Zuletzt frische Butter oder Pflanzenmargarine daruntermischen.

Reis mit Zucchetti
½ Essl. Reform-Pflanzenfett
80 g Vollreis
1 Essl. Zwiebel, gehackt
150 g zarte Zucchetti
1 Prise Steinsalz
1½ dl Gemüsebrühe oder Wasser
frisch gehackter Dill
10 g Butter oder Pflanzenmargarine
oder Nussmus

Zucchetti in Würfel schneiden. Weitere Zubereitung wie Tomatenreis (s. oben).

Reis mit Spinat
80 g Vollreis
½ Essl. Reform-Margarine
100 g Spinat
etwas Zwiebel, gehackt
2 dl Gemüsebrühe oder Wasser
1 Prise Steinsalz
Muskat und Pfefferminze
10 g frische Butter oder
Pflanzenmargarine oder Nussmus

Spinat grob schneiden. Weitere Zubereitung wie Tomatenreis (s. oben).

Reis mit Erbsen (Risi bisi)
80 g Vollreis
150 g zarte Erbsen, enthülst
½ Essl. Reform-Margarine
etwas Zwiebel, gehackt
je 1 Prise Fruchtzucker und Meersalz
½ dl Gemüsebrühe
etwas Zwiebel, gehackt
1½–2 dl Wasser
10 g Butter oder Pflanzenmargarine
oder Nussmus
Petersilie

Zwiebel mit Fruchtzucker und Steinsalz in der Margarine dünsten. Die Erbsen beifügen und leicht mitdämpfen, dann Gemüsebrühe zugiessen und die Erbsen weich kochen. In einer separaten Pfanne einen Risotto (nach obigem Rezept) zubereiten. Zuletzt die gekochten Erbsen daruntermischen. Über den angerichteten Reis Butter oder Pflanzenmargarine oder Nussmus und gehackte Petersilie geben.

Reisauflauf mit Tomaten
½ Essl. Reform-Pflanzenfett
80 g Vollreis
2 kleine Tomaten
etwas Zwiebel, gehackt
2 Essl. Gemüse (Lauch, Sellerie, Karotten)
1½ dl Gemüsebrühe
1 Prise Steinsalz
Petersilie, Liebstöckel
10 g Butter oder Pflanzenmargarine

Zwiebel und sehr fein gewürfeltes Gemüse kurz dünsten, den Reis beifügen und glasig werden lassen. Mit heisser Gemüsebrühe ablöschen, würzen und 30–45 Min. kochen. Den fertigen Reis und die in Scheiben geschnittenen Tomaten lagenweise in eine feuerfeste Form schichten, mit Flöckchen von Butter oder Pflanzenmargarine belegen und 10 Min. im Ofen backen.

Indisches Reisgericht
80 g Vollreis
2 dl Gemüsebrühe
1 Prise Steinsalz

1 kleine Banane
1 kleiner Apfel
1 Essl. Rosinen
1 Teel. Sonnenblumenkerne
1 Teel. Sesamsamen

Safran, Curry, frische Ingwerwurzel
Reis mit Gemüsebrühe und 1 Prise Steinsalz nicht ganz weich kochen (ca. 30–40 Min.). Die in Scheiben geschnittene Banane, den geschälten und blättrig geschnittenen Apfel samt Rosinen unter den Reis mischen und 5–10 Min. weiterkochen. Nach Geschmack mit Safran, Curry und geriebener Ingwerwurzel würzen. Sonnenblumenkerne und den ohne Fett leicht gerösteten Sesam darüberstreuen.

Griessbrei*
50 g Griess
3 dl Milch*
2 dl Wasser
1 Prise Steinsalz
1 Essl. Sesamrahm (Rezept Seite 85)
je 1 Essl. Fruchtzucker und Zimt

Griess in die kochende Flüssigkeit einrühren, salzen und 15–20 Min. kochen. Über den angerichteten Griessbrei den Rahm verteilen und mit Fruchtzucker und Zimt gemischt bestreuen.

Polenta
½ Essl. Olivenöl
50 g Maisgriess, mittelfein
3 dl Wasser
Muskat
1 Prise Steinsalz
½ Essl. frische Butter oder Pflanzenmargarine oder Nussmus

Die Pfanne mit dem Öl einölen. Wasser zum Kochen bringen und den Mais einrühren. 5 Min. auf schwachem Feuer unter stetigem Rühren kochen. Würzen und 45–60 Min. auf kleinem Feuer fertig kochen. Zuletzt Butter oder Pflanzenmargarine oder Nussmus untermischen. Nach Belieben können auch ohne Fett geröstete Zwiebelscheiben darübergegeben werden.

Maisschnitten*
50 g Mais
20 g Griess*
3 ½ dl Wasser
1 Essl. Reform-Pflanzenfett
Muskat
Schnittlauch, Petersilie, Basilikum

Mais, Griess und Wasser zu Polenta verarbeiten, würzen. Den fertigen Brei auf einem Brett etwa 1 ½ cm dick ausstreichen, erkalten lassen. Verschobene Vierecke schneiden und im erhitzten Fett beidseitig goldgelb backen.

Hirsotto
½ Essl. Reform-Pflanzenfett
50 g Hirse
1 Essl. Zwiebel, gehackt
1 ½ dl Gemüsebrühe
½ Zwiebel
1 Prise Steinsalz

Zwiebel und heiss abgespülte Hirse im Pflanzenfett glasig dünsten, die heisse Gemüsebrühe beifügen, salzen und 20 Min. kochen. Beim Anrichten Zwiebelstreifen oder Zwiebelringe, ohne Fett geröstet, darüber verteilen.

Hirsotto mit Gemüse
40 g Hirse
1 Essl. Zwiebel, gehackt
2 Essl. Gemüsewürfelchen (Lauch, Sellerie, Karotten oder Karotten und Erbsen)
1 ½ dl Gemüsebrühe
etwas Kelpamare
Rosmarin
evtl. 1 Essl. geriebener Käse*
10 g frische Butter oder Nussmus

Zwiebel, Gemüsewürfelchen und heiss abgespülte Hirse glasig dünsten. Heisse Gemüsebrühe dazugiessen, würzen und

20 Min. kochen. Beim Anrichten evtl. geriebenen Käse* und Butter- oder Nussmus-Flöckchen darübergeben.

Schrotbrei
2 Essl. Schrot (Weizen*, Hafer, Roggen)
3 Essl. Wasser
1 Prise Steinsalz

Den Schrot 12 Std. einweichen. Dann mit dem Wasser aufsetzen und 10 Min. kochen oder ½ Std. im Wasserbad kochen. Salzen

Nudeln, Spaghetti, Makkaroni usw.*
Bei einer Heildiät sollte man keine Eierteigwaren verwenden. Es gibt ja nebst den bekannten italienischen Teigwaren aus Hartweizen ausgezeichnete Vollkornteigwaren, Sojateigwaren, Dinkelteigwaren. Dazu findet man unzählige Saucen, die allerdings oft viel Fett (Öl, Butter, Käse*, Rahm*) enthalten.
Am bekömmlichsten sind die al dente gekochten Teigwaren mit einer klassischen oder einfachen Tomatensauce (s. Rezepte im Kapitel Saucen).

Spätzle oder Knöpfli ohne Ei
60 g Vollkornmehl* oder Reismehl
20 g Sojamehl
1 dl Milchwasser*
1 l Wasser
1 Prise Steinsalz
1 Essl. Reform-Pflanzenmargarine
Zwiebelstreifen
Schnittlauch und Petersilie

Vollkorn- und Sojamehl und Milchwasser gut mischen und klopfen, bis der Teig Blasen wirft, dann mindestens 1 Std. ruhen lassen.
Wasser mit Steinsalz zum Kochen bringen. Den Teig portionenweise durch ein grob gelochtes Sieb ins kochende Wasser streichen oder auf ein Holzbrettchen geben und mit einem Messer feine Streifen ins kochende Wasser fallen lassen. Knöpfli oder Spätzle ziehen lassen, bis sie an die Oberfläche steigen. Mit einem Schaumlöffel herausnehmen und auf einer heissen Platte anrichten. Nach Wunsch mit in Pflanzenmargarine (oder ganz ohne Fett) gerösteten Zwiebelstreifen, Schnittlauch und Petersilie verfeinern.

Spinat- oder Tomatenknöpfli*
70 g Vollkornmehl* (davon 1/3 Sojamehl)
1 Ei*
1 dl Milchwasser*
1 Handvoll Spinat, roh, gehackt
oder 1 Teelöffel Tomatenpüree
1 dl Wasser
1 Prise Steinsalz
Schnittlauch und Petersilie

Vollkorn- und Sojamehl, Ei und Wasser zu einem glatten Teig verarbeiten und 1 Std. ruhen lassen. Knöpfli oder Spätzli zubereiten wie obiges Rezept, den Spinat oder das Tomatenpüree beifügen. Würzen mit Schnittlauch und Petersilie.

Haferflockenbrätlinge
½ Essl. Reform-Margarine
1 Essl. gehackte Zwiebel
2 Essl. klein geschnittenen Lauch, Sellerie, Spinat
50 g Haferflocken
½ dl Gemüsebrühe
Pflanzenmargarine oder Olivenöl
Pfefferminze oder Salbei

Zwiebel und Gemüse in der Margarine dünsten, Haferflocken und Gemüsebrühe beifügen und zu dicklichem Brei kochen. Würzen. Auf einem Brett ca. 1 cm hoch ausstreichen und erkalten lassen. Rechtecke schneiden. Margarine oder Öl erhitzen und die Brätlinge auf beiden Seiten goldgelb backen.

Saucen

Bei einer Heildiät sind die Saucen ein schwieriges Kapitel, denn fast alle Rezepte enthalten viel Fett (Butter, Öl, Rahm)

sowie Käse und Eier. Auf jeden Fall sollte man die Verbindung von heissem Fett und Mehl (Béchamelsauce) meiden; diese Mischung ist für die Verdauung sehr belastend. Wir haben hier ein paar erlaubte Rezepte zusammengestellt, wobei einige von den klassischen abweichen – nichtsdestotrotz ausgezeichnet schmecken!

Klassische Béchamelsauce (Rezept 1)
½ Essl. Reform-Pflanzenfett
½ Essl. Butter
1 Essl. Mehl* oder Reismehl
½ dl Milch* oder Sojamilch
½ dl Gemüsebrühe oder Wasser
1 Prise Steinsalz, Muskat
frisch gemahlener weisser Pfeffer

Butter und Pflanzenfett erwärmen, das Mehl hineinsieben und leicht dünsten. Milch und Gemüsebrühe langsam unter ständigem Rühren beifügen. 20 Min. kochen. Salzen und würzen.

Béchamelsauce ohne Ei (Rezept 2)
Für 4 Personen:
2–3 Essl. Weizenmehl* oder Reismehl
1 l Milch* oder Sojamilch
1 Lorbeerblatt
1 Essl. Gemüsebrühe
1 geriebene Zwiebel
je 1 Prise Steinsalz, Muskat und frisch gemahlener weisser Pfeffer
gehackte Petersilie

Das Mehl ohne Fett kurz rösten, bis es duftet (es darf nicht dunkel werden), dann leicht abkühlen lassen. Unter ständigem Rühren die Milch* beifügen, Lorbeerblatt, Gemüsebrühe und Zwiebel dazugeben und alles aufkochen. Würzen. Nach ca. 5 Min. das Lorbeerblatt entfernen, die Sauce anrichten und mit Petersilie bestreuen.
Aus dieser Grundsauce lassen sich viele Varianten herstellen, z.B.

Meerrettichsauce: Zum Schluss 10 g fein geraffelten Meerrettich beigeben und die Sauce noch 5 Min. fertig kochen.

Kapernsauce: Die fertige Sauce mit ganzen oder gehackten Kapern und Zitronensaft abschmecken.

Olivensauce: Die Sauce mit 4–5 Essl. Tomatenmark und 2 Essl. gehackten Oliven rasch aufkochen. Evtl. mit einer Messerspitze Cayennepfeffer nachwürzen

Kräutersauce: Unter die fertige Sauce viel fein gehackte Kräuter wie Petersilie, Liebstöckel, Kerbel, Basilikum, Estragon, Origano usw. mischen.

Champignonsauce: Unter die fertige Sauce 3–4 Essl. feinst gehackte rohe Champignons mischen und mit Zitronensaft abschmecken.

Béchamelsauce (Rezept 3)
Für 4 Personen:
2 Essl. Weizenmehl* oder Reismehl
½ l Sojamilch
1 Lorbeerblatt
1 fein geriebene Zwiebel
2 Teel. Rotes Miso
je 1 Prise Pfeffer und Paprika
gehackte Petersilie

Den Weizen* ohne Fett kurz rösten, bis er aromatisch duftet. Etwas abkühlen lassen, dann unter ständigem Rühren die Sojamilch zugiessen, Lorbeerblatt und Zwiebel beifügen und alles knapp 5 Min. kochen lassen.
Das Miso darunterrühren, das Lorbeerblatt entfernen und die Sauce mit Pfeffer und Paprika abschmecken. Gehackte Petersilie darüberstreuen.
(Miso ist eine fermentierte Sojabohnenpaste, die sich ausgezeichnet zum Würzen eignet und ähnlich wie die bekannte Sojasauce schmeckt, aber kein Kochsalz enthält.)

Tomatensauce, klassisches Rezept
½ Essl. Reform-Pflanzenfett
1 Essl. Zwiebel
½ Knoblauchzehe, durchgepresst
2 Essl. Karotten, Sellerie, Lauch
2 kleine Tomaten
1 Prise Steinsalz
1 Prise Vollzucker (Succanat)
1 Teel. Tomatenpüree
1 ½ dl Gemüsebrühe oder Wasser
Lorbeerblatt, Rosmarin, Thymian

Gehackte Zwiebel, durchgepressten Knoblauch und grob geschnittenes Gemüse im Pflanzenfett gut dämpfen. Die in Stücke geschnittenen Tomaten und das Tomatenpüree mitdämpfen. Gemüsebrühe oder Wasser beifügen, würzen und ½ Std. leise köcheln lassen. Auf Wunsch passieren.

Tomatensauce auf einfache Art
3 Tomaten
je 1 Prise Steinsalz und Vollzucker (Succanat)
Schnittlauch, Basilikum
1 Essl. Olivenöl

Tomaten in Stücke schneiden, weich dämpfen, würzen und auf Wunsch passieren. Zum Verfeinern etwas Olivenöl beigeben.

Zwiebelsauce
½ Essl. Reform-Margarine
1 kleine Zwiebel
1 Essl. Mehl* oder Reismehl
1 dl Gemüsebrühe
etwas Nussmus
Muskat, Miso oder Kelpamare

Die in Streifen geschnittene Zwiebel in der Margarine dünsten, Mehl darüberstreuen und mit Gemüsebrühe ablöschen. 20 Min. kochen. Würzen. Die fertige Sauce evtl. passieren und etwas Nussmus zum Verfeinern beigeben.

Braune Sauce
½ Essl. Reform-Pflanzenfett
1 Essl. Mehl* oder Reismehl
1 dl Gemüsebrühe
Nelkenpulver, Zitronensaft, Muskat

Das Mehl kastanienbraun rösten, abkühlen. Die Gemüsebrühe beifügen und 20 Min. kochen. Würzen.

Mayonnaise, klassisches Rezept*
1 Eigelb*
1 Essl. Zitronensaft
2 dl Öl
1 Prise Steinsalz
Zwiebel, Kräuter, wenig Kelpamare

Das Eigelb mit einigen Tropfen Zitronensaft gut verquirlen. Unter gleichmässigem Rühren mit dem Schwingbesen das Öl tropfenweise beifügen. Wird die Mayonnaise zu dick, mit etwas Zitronensaft verdünnen. Zuletzt nach Belieben würzen.

Remouladensauce, klassisches Rezept*
Für 4 Personen:
Mayonnaise, nach obigem Rezept*
1 hart gekochtes Ei*, gehackt
1 Essl. Cornichons, gehackt
einige Kapern
1 Teel. Petersilie, gehackt
Tomatenwürfelchen

Die verschiedenen Zutaten mit der fertigen Mayonnaise vermischen, die Tomatenwürfelchen als Garnitur verwenden.

Mayonnaise ohne tierisches Eiweiss
Siehe Rezept Seite 82

Remouladensauce ohne tierisches Eiweiss
Für 4 Personen:
Mayonnaise ohne tierisches Eiweiss (Rezept Seite 82) zubereiten und mit 1 Essl. gehackten Cornichons, einigen Kapern und gehackter Petersilie vermischen. Zum Garnieren Tomatenwürfelchen.

Vinaigrette
Für 4 Personen:
2 Essl. Olivenöl
2 Essl. Arachideöl
2½ Essl. Zitronensaft
2 Essl. Wasser oder Gemüsebrühe
½ Zwiebel, gehackt
1 Ei, hart gekocht, gehackt
1–2 Cornichons, gehackt oder fein gewiegt
Petersilie oder Schnittlauch
1 Essl. Tomatenwürfelchen
1 Prise Steinsalz

Öl, Zitronensaft und Gemüsebrühe sämig schwingen, dann die weiteren Zutaten beifügen, gut vermischen.

Belegte Brötchen

Belegte Brötchen sind allgemein beliebt, als Vorspeise oder für ein sommerliches Abendessen, auch als Proviant für Wanderungen und Reisen oder als Mittagsverpflegung im Büro.
Aufstriche und Zutaten lassen sich auf immer neue Weise variieren, es stehen auch verschiedene vollwertige Brotsorten zur Verfügung, teilweise bereits vorgeschnitten. Die Rezepte sind hier für 4 Personen berechnet.

Grundaufstriche

Bei strenger Diätform die Brötchen nur mit Quark* oder mit Pflanzenmargarine bestreichen und mit Rohkost belegen.

Guacamole (Avocadomousse)
2 reife Avocados
Saft von ½ Zitrone
½ kleine Zwiebel, gehackt
2 Knoblauchzehen, durchgepresst
evtl. Steinsalz und weisser Pfeffer

Das herausgelöste Fruchtfleisch der Avocados mit dem Zitronensaft im Mixer pürieren. Zwiebel und Knoblauch daruntermischen und mit Steinsalz und weissem Pfeffer abschmecken. Evtl. 1 Essl. Soja-Creme (anstelle von Crème fraîche) unterziehen.

Süsse Avocadocreme
1 reife Avocado
4 Essl. frisch gepresster Orangensaft
1 Essl. Honig
1 Messerspitze Ingwerpulver

Das herausgelöste Fruchtfleisch der Avocado zu Mus zerdrücken oder mixen und mit den anderen Zutaten vermischen. Sofort servieren.

Tofuaufstrich mit Nüssen
250 g Tofu, püriert
2 fein gehackte Frühlingszwiebeln
50 g Nüsse (Haselnüsse, Baumnüsse, Mandeln, Cashews)
evtl. Steinsalz und weisser Pfeffer

Die Nüsse im Ofen oder in einer trockenen Pfanne leicht anrösten, abkühlen lassen und mahlen. Mit dem pürierten Tofu und den Zwiebeln vermischen, mit Steinsalz und Pfeffer abschmecken.

Quarkaufstrich mit Kräutern*
100 g Quark*
10 g Reform-Pflanzenmargarine
Kelpamare oder Miso
Kümmel oder Schnittlauch oder Kräuter wie Dill, Borretsch, Liebstöckel, Basilikum, Origano, Pfefferminze usw.

Quark und Pflanzenmargarine schaumig rühren, Gewürze und abwechslungsweise einzelne Kräuter oder eine Mischung davon daruntermischen.

Garnituren
Die bestrichenen Brötchen können auf folgende Arten garniert werden:
mit Karotten- oder Sellerie-Rohkost
mit Tomaten, frischen Gurken, Radieschen, Kresse, Zwiebelringlein, Nüssen, Petersilie, Schnittlauch usw.

Desserts

Diese Rezepte gelten alle für 4 Personen Desserts sollen zurückhaltend genossen werden. Zum Süssen verwendet man Honig (besonders geeignet ist der Akazienhonig) oder Ahornsirup oder Agavensaft oder den Vollzucker (Succanat, Panela u.ä.), der sich aber wegen seines ausgeprägten Eigengeschmacks nicht für jede Süssspeise eignet. Ganz wegzulassen sind Süssspeisen mit viel Zucker, Eiern und Rahm. Aber es gibt schmackhafte Varianten!

Fruchtsalat
2 Essl. Honig
1 dl Wasser
1–2 dl Traubensaft oder Süssmost
1–2 Essl. Zitronensaft
600 g Aprikosen oder Pfirsiche
Melonen
Äpfel
Birnen (weiche Sorte)
rote Kirschen, entsteint
alle Beerensorten

Wasser und Honig, Traubensaft und Zitronensaft aufkochen und erkalten lassen. Früchte, je nach Jahreszeit zusammengestellt, in feine Scheiben schneiden und in den Sirup geben.

Gefüllte Melonen
2 kleine Melonen
Fruchtsalat nach obigem Rezept
Die Melonen halbieren, aushöhlen und mit dem Fruchtsalat füllen.

Fruchtgelee
3 dl Wasser oder Traubensaft
1–2 Essl. Honig
10 g Agar-Agar, pulverisiert
7 dl Fruchtsaft von Orangen oder Beeren

Agar-Agar ist eine pflanzliche Gallerte, die statt der tierischen Gelatine für Gemüse- und Fruchtköpfchen, Saucen und Puddings verwendet wird.

Wasser mit Honig und Agar-Agar gut verquirlen und auf kleiner Flamme unter stetigem Rühren erhitzen, bis sich das Agar-Agar ganz aufgelöst hat. Fruchtsaft damit vermischen und sofort in Gläser oder Dessertcoupes anrichten. Nach Belieben mit Sesamrahm (Rezept Seite 85) garnieren.

Apfelmus
800 g Äpfel
2 dl Wasser oder Süssmost
1–2 Essl. Honig
Zimt oder Zitronenschale
1 dl Sesamrahm (Rezept Seite 85)

Äpfel von Stiel und Fliege befreien, in Stücke schneiden, zusammen mit dem Wasser oder Süssmost und dem Honig weich kochen und passieren. Zimt oder Zitronenschale (von ungespritzten Zitronen!) daruntermischen. Zum Verfeinern Sesamrahm zum Apfelmus servieren.

Apfel- oder Birnenkompott
800 g Äpfel oder Birnen
2–3 dl Wasser oder Süssmost
1 Essl. Honig
abgeriebene Zitronenschale
(von ungespritzten Zitronen)
oder etwas Zimt

Äpfel oder Birnen schälen, Kerngehäuse entfernen und in Schnitze schneiden. Die Flüssigkeit zum Kochen bringen, Honig und Zitronenschale oder Zimt beifügen und die Äpfel oder Birnen darin weich kochen.

Gefüllte Äpfel, 1. Art
800 g Äpfel
½ l Wasser oder Süssmost
1 Essl. Honig
¼ Zimtstängel
Quitten-, Himbeer- oder
Johannisbeergelee (Rezept Seite 108)
oder Rosinen und Weinbeeren mit etwas
Honig

Wasser oder Süssmost mit Honig und Zimtstängel zum Kochen bringen. Äpfel schälen, halbieren, aushöhlen, portionenweise in den heissen Saft geben und langsam weich kochen. Mit dem Schaumlöffel herausheben und mit der Schnittfläche nach oben auf einer flachen Platte anrichten. Mit dem gewünschten Gelee oder mit der Rosinen-Weinbeeren-Honigmischung die Äpfel füllen.

Gefüllte Äpfel, 2. Art
4 grosse oder 8 kleine Äpfel
4 Essl. Haselnüsse, gemahlen
2 Essl. Korinthen
4 Essl. Sesamrahm (Rezept Seite 85)
1–2 Essl. Honig
abgeriebene Zitronenschale
(von ungespritzter Zitrone)
10 g Butter oder Pflanzenmargarine
oder Nussmus
1 Essl. Vollzucker
1–2 dl Süssmost

Haselnüsse, Korinthen, Sesamrahm, Honig und Zitronenschale vermischen, in die vorbereiteten Äpfel (Kerngehäuse entfernt, Schale eingeritzt) einfüllen und in eine Auflaufform geben. Butter, Pflanzenmargarine oder Nussmus und Zucker auf die Äpfel verteilen und Süssmost 1 cm hoch dazugiessen. 20–30 Min. im Ofen backen.

Dörrobst-Salat mit Trauben und Pinienkernen
200 g gedörrte Feigen
200 g Datteln
200 g gedörrte Äpfel
400 g weisse Trauben
Saft von 1 Zitrone
2 Essl. Honig
50 g Pinienkerne

Die Dörrfrüchte zerkleinern, die Hälfte der Trauben halbieren, die anderen auspressen. Alle Früchte in eine Schüssel geben. Den Saft der Zitrone und der Trauben mit dem Honig gut mischen, über die Früchte giessen. Vor dem Servieren kühl stellen. Die Pinienkerne trocken rösten und über den Fruchtsalat streuen.

Heitisturm (Heidelbeerbrei)
(Leicht stopfend)
1 kg Heidelbeeren
80–100 g Fruchtzucker
2 dl Wasser
1 Essl. Mehl
2 Essl. Wasser
30 g Butter
20 g Brotwürfelchen

Die Heidelbeeren waschen, zusammen mit Wasser und Fruchtzucker 5–10 Min. kochen. Das Mehl mit Wasser anrühren, beifügen, aufkochen und anrichten. Die Brotwürfelchen in Butter leicht rösten und darübergeben.

Erdbeer- oder Himbeercreme
300 g Beeren
Vanillecreme
1–2 dl Rahm* oder Sesamrahm
(Rezept Seite 85)

Eine Vanillecreme nach Rezept Seite 110 zubereiten und mit den gemixten oder passierten Beeren vermischen. Rahm oder Sesamrahm darunterziehen oder separat dazu servieren.

Zitronencreme
¾ l Milch* oder Sesammilch
1–2 Zitronen, ungespritzte
1 Essl. Maizena (Maismehl) oder
Pfeilwurzmehl
3 Essl. Milch*
2 Essl. Honig
Rahm* oder Sesamrahm
(Rezept Seite 85) nach Belieben

Die dünn abgeschälte Zitronenschale mit der Milch aufkochen, das mit etwas kalter Milch angerührte Maizena oder Pfeilwurzmehl zugeben und nochmals aufkochen, Honig dazufügen, unter ständigem Schwingen zurück in die Pfanne geben und bis vors Kochen bringen. Die erkaltete Creme absieben und einige Löffel Zitronensaft dazugeben, ebenso Sesamrahm nach Belieben.

Orangencreme
Zubereiten wie Zitronencreme
(siehe Rezept oben)

Orangencreme*, kalt gerührte
1 Stück Orangenschale
(von biologischer, unbehandelter Frucht)
1 dl Wasser
1 kleiner Teel. Agar-Agar, pulverisiert
2 dl Orangensaft
1 Teel. Zitronensaft
5 Essl. Fruchtzucker
2 Eier*
1–2 dl Rahm*

Wasser mit Orangenschale und Agar-Agar langsam erhitzen, bis das Agar-Agar gut aufgelöst ist. Orangen- und Zitronensaft damit vermengen. Eier mit Fruchtzucker schaumig rühren und mit der Früchtecreme vermischen. Den Rahm steif schlagen und sorgfältig darunterziehen, in Coupes oder Gläser anrichten und etwa 1 Std. stehen lassen.
Statt mit Ei und Rahm kann sie auch mit Mandelpüree und Sojarahm zubereitet werden.

Zitronencreme* (kalt gerührte)
1 Stück Zitronenschale
(von unbehandelter Frucht)
1½ dl Wasser
1 kleiner Teel. Agar-Agar, pulverisiert
3–4 Essl. Zitronensaft
5 Essl. Fruchtzucker
2 Eier*
1–2 dl Rahm*

Zubereitung wie Orangencreme.

Orangensulzköpfchen
5 dl Orangensaft
5 g Agar-Agar, pulverisiert (pflanzliche Gallerte, statt Gelatine)
1 Essl. Fruchtzucker

3 dl Orangensaft, Agar-Agar und Zucker gut verquirlen und auf kleiner Flamme unter stetigem Rühren erhitzen (nicht kochen), bis sich das Agar-Agar vollständig aufgelöst hat. Restlichen Orangensaft dazugeben und in kalt ausgespülte Förmchen anrichten. Kaltstellen.

Sesamstängelchen
100 g Syramena-Zucker
2 Essl. Honig
100 g Sesam, nicht gemahlen

Syramena-Zucker ist ein heller Vollrohrkristallzucker und in Bioläden erhältlich. Den Zucker in einer trockenen Pfanne erhitzen und rühren, bis ein helles Karamell entstanden ist. Den flüssigen Honig dazugiessen und gut vermischen. Sesam hineingeben und nochmals gut mischen. Die Masse in eine Form oder auf ein eingeöltes Brett giessen, leicht abkühlen lassen und in Vierecke oder Rauten schneiden. Erkalten lassen.

Vanillecreme
1 Vanilleschote
¼ l Wasser
40 g Weizenmehl* oder Reismehl
3 Essl. Honig
ca. 200 ml Sojamilch

Die Vanilleschote mit spitzem Messer aufschneiden, das Mark herauskratzen und alles mit dem Wasser aufkochen lassen. Das Weizenmehl unter ständigem Rühren in das Vanillewasser geben und zu einem dicken Brei ausquellen lassen. Etwas abkühlen lassen, dann den Honig und die Sojamilch gut darunterrühren. Je nach dem Quantum der Sojamilch entsteht eine Vanillecreme oder eher eine Vanillesauce. Bis zum Servieren kalt stellen.

Vanillesauce
S. Vanillecreme (Rezept oben)

Mandelmilchsauce
4 dl Milch* oder Sojamilch
50 g Mandeln oder Mandelmus
2 Essl. Honig
1 Essl. Maizena oder Pfeilwurzmehl
2 Essl. Wasser

Milch zusammen mit den geschälten, geriebenen Mandeln (oder dem Mandelmus) und dem Honig aufkochen. Maizena oder Pfeilwurzmehl im kalten Wasser anrühren und in die kochende Milch einrühren. Die fertige Sauce gut mixen.

Hagebuttensauce
70 g Hagebuttenpüree
oder Hagebuttenmark
(in Bioläden erhältlich)
2 dl Wasser oder Traubensaft
1–2 Essl. Honig
evtl. einige Tropfen Zitronensaft

Die Zutaten zusammen aufkochen, den Zitronensaft zuletzt beifügen.

Rotweinsauce, alkoholfrei
2 dl Wasser
Zitronen- oder Orangenschale
(von ungespritzten Früchten)
1 Zimtstängel
1 Nelke
1–2 Essl. Honig
2 dl roter Traubensaft
20 g Mandeln

Wasser, Schale, Gewürze und Honig zusammen einige Min. kochen, dann absieben. Traubensaft dazugeben und erwärmen (nicht kochen). Die geschälten, in Stifte geschnittenen Mandeln beifügen.

Rote Grütze (Kaltschale)*
7 dl Johannisbeer-, Himbeer- oder Erdbeersaft
3 dl roter Traubensaft oder Wasser
70 g Griess*
1 Essl. Maizena

Beerensaft und Traubensaft zusammen aufkochen, Griess und Maizena einrühren und 10 Min. kochen. In ausgespülte Puddingform einfüllen und kalt stellen. Mit Vanillesauce (Rezept Seite 110) oder Mandelmilchsauce (Rezept Seite 111) servieren.

Rote Grütze, dänische Art
1 kg Beeren (Himbeeren, Johannisbeeren,
Erdbeeren oder
entsteinte Kirschen oder alles gemischt)
1 l Fruchtsaft (z.B. Holunder)
2 Päckchen Agar-Agar
Honig nach Geschmack
½ Teel. Naturvanille
Sesamrahm flüssig (Rezept Seite 85)

Gesäuberte und evtl. zerkleinerte Früchte in eine Schüssel geben, mit Honig und Vanille vermischen. Fruchtsaft mit Agar-Agar nach Vorschrift erhitzen und über die Früchte giessen. Die Grütze erstarren lassen. Dazu den flüssigen Sesamrahm servieren.

Apfelküchlein
4 Essl. Mehl* oder Reismehl
5 Essl. Wasser
2 Essl. Süssmost
1 Eiweiss
6 Äpfel (ideal: Boskop)
Reform-Pflanzenfett
Fruchtzucker und Zimt

Mehl, Wasser und Süssmost zu glattem Teig verarbeiten, zum Schluss das steif geschlagene Eiweiss darunterziehen. Die Äpfel schälen, Kerngehäuse entfernen und in 1 cm dicke Scheiben schneiden. Diese im heissen Pflanzenfett schwimmend hellbraun ausbacken. Die fertigen Küchlein in der Fruchtzucker-Zimt-Mischung wenden.

Verzeichnis der Rezepte und Kurpläne

Literaturnachweis

1 Armant A.M. et al.: *Toll-like receptors: a family of pattern-recognition receptors in mammals.* Genome Bio, 3 (8) 2002 PMID 12186654

2 Joost P.H. et al.: *The Inflammasome-A Linebacker of innate defense.* New Engl J Med 355 2006, 730–732

3 Mariathasan S. et al.: *Inflammasome adaptors and sensors: intracellular regulators of infection and inflammation.* Nature Rev Immunol 7 (2007) 31–40

4 Boghans J.A. et al.: *How specific should immunological memory be?* The Journal of immunology 163 1999 569–75

5 Campanelli R. et al.: *Human CD-8 co-receptor is strictly involved in MHC-peptide tetramer-TCR binding and T cell activation.* Internat Immunol 14 (1) jan 2002 39–44

6 June C.H. et al.: *Role of the CD28 receptor in T-cell activation.* Immunol Today 11 (6) 1990 211–16

7 Bröker B. et al.: *Grundwissen Immunologie,* Springer-Verlag 2019 ISBN 978 3 662 78330 2 S.186–87

8 Reinhardt D.: *Allergien: Rhinitis verdrängt Asthma.* MMW – Fortschritte der Medizin volume 160, page 39 (2018)

9 Virchov J.C.: *Asthma, allergische Rhinitis, Sinusitis: Konzept der „vereinigten Atemwege". Springer: Allergy Asthma and clinical Immunology*, Leitthema: Published: 17 March 2005

10 Moll E.: *Duale Reihe – Dermatologie.* 2005, S.166

11 Vieths S.: *Current understanding of cross-reactivity of food allergens and pollen.* Ann NY Acad Sci. 964. Jahrgang, 2009, S.47–68

12 Vastag E. et al.: *Book cover: Leistungsbegrenzung von Seiten der Lunge pp 259–265 Cite as Bronchoconstriction Reflex in Bronchial Asthma.* Springer Supplement Pneumologie Band 5, 1976

13 Sears M.R.: *Trends in the prevalence of asthma.* Chest 2014; 145: 219–225

14 Langen U. et al.: *Arzneimitteltherapie des Asthma bronchiale.* Bundesgesundheitsblatt 49, 903–910

15 Fahlke C.H. et al.: *Taschenatlas Physiologie.* Elsevier, München 2008

16 Schreiber J. et al.: *Rolle von Substanz P in der Regulation der Bronchomotorik und der Pathogenese der bronchialen Hyperreagibiltät.* Z. Erkrank. Atm. Org. 172, S.90–98

17 Dweik et al.: *An official ATS clinical practice guideline: interpretation of exhaled nitric oxide levels (FENO) for clinical applications.* American Journal of Respiratory and Critical Care Medicine. Band 184, Nr.5. Am J Respir Crit Care Med 2011; 184: 602–15, 2011

18 Morten M. et al.: *Managing Asthma in Pregnancy (MAP) trial: FENO levels and childhood asthma.* The Journal of Allergy and Clinical Immunology. Band 142, Nr.6, Dezember 2018, ISSN 1097-6825, S.1765–1772.e4

19 Deutsche nationale Versorgungsleitlinie (NVL) Asthma, 3.Auflage 2018 Archivierte Kopie (Memento des Originals vom 17.Juni 2019 im Internet Archive)

20 Papiris S. et al.: *Clinical review: severe asthma.* Critical care. Band 6, Nummer 1, Februar 2002, S.30–44

21 Ziegenfuss T.: *Notfallmedizin.* 5.Auflage. S.330

22 Herold G.: *Innere Medizin.* 2005, S.301

23 Douwes J. et al.: *Farm exposure in utero may protect against asthma, hay fever and eczema.* The European respiratory journal. Band 32, Nummer 3, September 2008, S.603–611

24 Jarti T. et al.: *Role of viruses in asthma.* Review Semin Immunopathol 2020 Feb; 42 (1): 61–74

25 Zock J.P. et al.: *The use of household cleaning sprays and adult asthma: an international longitudinal study.* American journal of respiratory and critical care medicine. Band 176, Nummer 8, Oktober 2007, S.735–741

26 Rehan V.K. et al.: *Perinatal nicotine exposure induces asthma in second generation offspring.* BMC Medicine. Band 10, 2012, S.129

27 Miller, L.L. et al.: *Do Grandmaternal Smoking Patterns Influence the Etiology of Childhood Asthma?* Chest. Band 145, 2014, S.1213

28 Viegi G. et al.: *Global Burden of Chronic Respiratory Diseases.* Review J Aerosol Med Pulm Drug Deliv 2020 Aug; 33 (4): 171–177
29 Heinrich J.: *Influence of indoor factors in dwellings on the development of childhood asthma.* Review Int J Hyg Environ Health. 2011 Jan; 214 (1): 1–25
30 Crater S.E. et al.: *Searching for the cause of the increase in asthma.* Curr Opin Pediatr 1998 Dec; 10 (6): 594–9
31 Schreiber J. et al.: *Die Rolle von Substanz P in der Regulation der Bronchomotorik und der Pathogenese der bronchialen Hyperreagibiltät.* Z. Erkrank. Atm. Org. 172, S. 90–98 (1989)
32 Johnson J.B. et al.: *Alternate day calorie restriction improves clinical findings and reduces markers of oxidative stress and inflammation in overweight adults with moderate asthma.* Free radical biology & medicine. Band 42, Nummer 5, März 2007, S. 665–674
33 Beeh K.M. et al.: *The novel TLR-9 agonist QbG10 shows clinical efficacy in persistent allergic asthma.* Journal of Allergy and Clinical Immunology. Band 131, Nummer 3, März 2013, S. 866–874
34 Trompette A. et al.: *Gut microbiota metabolism of dietary fiber influences allergic airway disease and hematopoiesis.* Nature medicine. Band 20, Nummer 2, Februar 2014, S. 159–166
35 Alvarith J. et al.: *The role of nutrition in asthma prevention and treatment.* Review Nutr Rev 2020 Nov 1; 78 (11): 928–938
36 Hong-Long W.: *Establishment of an ovalbumin-induced bronchial asthma model in mice with intrauterine growth retardation.* Zhongguo Dang Dai Er Ke Za Zhi 2019 Dec; 21 (12): 1223–1228
37 André D.M. et al.: *High-fat diet-induced obesity impairs insulin signaling in lungs of allergen – Rep challenged mice: Improvement by resveratrol.* Sci 2017 Dec 11; 7 (1): 17296. doi: 10.1038/s41598-017-17558-w
38 Sanchez-Solis M. et al.: *Nutrition, Obesity and Asthma Inception in Children. The Role of Lung Function.* Review Nutrients. 2021 Oct 28; 13 (11): 3837. doi: 10.3390/nu13113837
39 Calcaterra V. et al.: *Pediatric Obesity-Related Asthma: The Role of Nutrition and Nutrients in Prevention and Treatment.* Review Nutrients. 2021 Oct 21; 13 (11): 3708. doi: 10.3390/nu13113708
40 Demissie K. et al.: *Usual dietary salt intake and asthma in children: a case-control study. Comparative Study* Thorax 1996 Jan; 51 (1): 59–63
41 Poongadan N.M. et al.: Dietary pattern and asthma in India. Pneumonol Alergol Pol 2016; 84 (3): 160–7
42 Grieger J.A. et al.: *Asthma control in pregnancy is associated with pre-conception dietary patterns.* Public Health Nutr 2016 Feb; 19 (2): 332–8
43 Baiz N. et al.: *Maternal diet before and during pregnancy and risk of asthma and allergic rhinitis in children.* Allergy Asthma Clin Immunol. 2019 Jun 22; 15: 40
44 Lindahl O. et al.: *Vegan regimen with reduced medication in the treatment of bronchial asthma.* Comparative Study J Asthma 1985; 22 (1): 45–55
45 Antonogeorgos G. et al.: Parental Education and the Association between Fruit and Vegetable Consumption and Asthma in Adolescents: The Greek Global Asthma Network (GAN) Study. Children (Basel) 2021 Apr 16; 8 (4): 304
46 Likura M. et al.: Effect of lifestyle on asthma control in Japanese patients: importance of periodical exercise and raw vegetable diet. PLoS One. 2013 Jul 9; 8 (7): e68290
47 Zhu S. et al.: *Antiasthmatic activity of quercetin glycosides in neonatal asthmatic rats.* 3 Biotech. Published online 2019 Apr 26. doi: 10.1007/s13205-019-1618-7 PMCID: PMC6485267 PMID: 31065489
48 Kerp L.: *Allergie und allergische Reaktionen.* Ludwig Heilmeyer (Hrsg.): Lehrbuch der Inneren Medizin. Springer-Verlag, Berlin/Göttingen/Heidelberg 1955; 2. Auflage 1961, S. 1155
49 Leitlinie Kontaktekzem (PDF; 1,7 MB)
50 Cooper G.S. et al.: *The epidemiology of autoimmune diseases. Autoimmunity Reviews.* Band 2, Nr. 3, Mai 2003, S. 119–125
51 Wang L. et al.: *Human autoimmune diseases: a comprehensive update. Journal of Internal Medicine.* Band 278, Nr. 4, Oktober 2015, S. 369–395
52 Ngo S.T. et al.: *Gender differences in autoimmune disease.* Frontiers in Neuroendocrinology. Band 35, Nr. 3, August 2014, S. 347–369
53 Nemazee D. et al.: *Mechanisms of central tolerance for B cells.* Nature Reviews Immunology. Band 17, Nr. 5, Mai 2017, ISSN 1474-1733, S. 281–294

54 Kronenberg M. et al.: *Regulation of immunity by self-reactive T cells. Nature.* Band 435, Nr. 7042, 2. Juni 2005, *ISSN 0028-0836*, S. 598–604

55 Carol L. et al.: *Epitope spreading in immune-mediated diseases: implications for immunotherapy.* Nature Reviews Immunology. Band 2, Nr. 2, 1. Februar 2002, ISSN 1474-1733, S. 85–95

56 Angum F. et al.: *The Prevalence of Autoimmune Disorders in Women: A Narrative Review.* Cureus. 13. Mai 2020, ISSN 2168-8184, doi: 10.7759/cureus.8094 (cureus.com [abgerufen am 17. Juni 2022])

57 Markle J. G. M. et al.: *Sex Differences in the Gut Microbiome Drive Hormone-Dependent Regulation of Autoimmunity. Science,* März 2013, Vol. 339, Issue 6123, S. 1084–1088

58 Mousavi M. J. et al.: *Escape from X chromosome inactivation and female bias of autoimmune diseases.* Molecular Medicine. Band 26, Nr. 1, Dezember 2020, ISSN 1076-1551, S. 127

59 Cutolo M. et al.: *Estrogens and Autoimmune Diseases.* Annals of the New York Academy of Sciences. Band 1089, Nr. 1, 1. November 2006, ISSN 0077-8923, S. 538–547

60 Cutolo M. et al.: *Estrogens and Autoimmune Diseases.* Annals of the New York Academy of Sciences. Band 1089, Nr. 1, 1. November 2006, ISSN 0077-8923, S. 538–547

61 Hohmann-Jeddi C.: *mRNA-Impfung schützt Mäuse vor MS.* Pharmazeutische Zeitung. 8. Januar 2021, abgerufen am 9. Januar 2021

62 Devkota S. et al.: *Dietary fat induced taurocholic acid promotes pathobiont expansion and colitis in Il 10-mice.* Nature 487, 2012: 104–108

63 David L.A, et al.: *Diet rapidly and reproducibly alters the human gut microbiome.* Nature 505, 2014: 559–63

64 Huerta-Avila E.E. et al.: *High relative anbundance of lactobacillus reuteri and fructose intake are associated with adiposity and cardiometabolic risk factors in children from Mexico City.* Nutrients, 2019 Mai 28; 11 (6).pli: E1207. Doi: 103390/nu11061207

65 Faith J.J. et al.: *The long-term stability of the human gut microbiota.* Science 341, 2013: 1237–1243

66 Cryan J.F. et al.: *Mind-alterations microorganisms: the impact of the gut microbiota on brain and behaviour.* Nat Rev Neurosci. (2012) 13: 701–12

67 Möhle L. et al.: *Monocytes provide a link between antibiotic induced changes in gut microbiota and adult hippocampal neurogenesis.* Cell Rep. (2016) 15: 1945–46

68 Roshchina V.: *Evolutionary considerations of neurotransmitters in microbial, plant, and animal cells.* In: Lyte L. et al.: editors. Microbial Endocrinology Interkingdom Signalling in Infectious Disease and Health. New York, NX: Springer; (2010): 17–52

69 Asano Y. et al.: Critical role of gut microbiota in the production of biologically active, free catecholamines in the gut lumen of mice. Am J Physiol Gastrointest Liver Physiol. (2012) 303: G1288–95

70 Vrieze A. et al.: *Transfer of intestinal microbiota from lean donors increases insulin sensitivity in individuals with metabolic syndrome.* Gastroendocrinology (2012) 143: 913-6.e7

71 Wostman B.: *Morphology and physiology, endocrinology and biochemistry.* In: Wostman B.S. editor. Germfree and Gnotobiotic Animal Models. Boca Raton, FL: CRC Press (1996): 43–71

72 Wikoff W.R. et al.: *Metabolic analyses reveals large effects of gut microflora on mammalian blood metabolites.* Proc Natl Acad Sci USA (2009) 106: 3698–703

73 Schorr M. et al.: *The endocrine manifestations of anorexia nervosa: mechanisms and management.* Nat Rev Endocrinol (2017) 13: 174–86

74 Grenham S. et al.: *Brain-gut-microbe communication in health and disease.* Front Physiol (2011) 2: 94

75 Messaoudi M. et al.: *Assessment of psychotropic-like properties of probiotiv formulation (Lactobacillus helveticus R0052 and Bifidobacterium longum R = 175) in rats and human subjects.* Br J Nutr (2011) 105: 755–64

76 Petra A.I. et al.: *Spectrum of mast cell activation disorders.* Expert Rev Clin Immunol (2014) 10: 729–39

77 Jesus P. et al.: *Alteration of intestinal barrier function during activity-based anorexia in mice.* Clin Nutr Edinb Scotl (2014) 33: 1046–53

78 Kleiman S.C. et al.: *The intestinal microbiota in acute anorexia nervosa and during renourishment: relationship to depression, anxiety, and eating disorder psychopathology.* Psychosom Med (2015) 77: 969–81

79 Million M. et al.: *Correlation between body mass index and gut concentrations of Lactobacillus reuteri, Bifidobacterium animalis, Methanobrevibacter smithii and Escherichia coli.* Int J Obes (2005) 37: 1460–66

80 Bircher-Benner M.O.: *Eine neue Ernährungslehre.* Wendepunkt Verlag Berlin, Leipzig, Zürich, 10. Auflage, 1945

81 Bircher-Benner M.O.: Grundzüge der Ernährungstherapie auf Grund der Energie-Spannung der Nahrung. Verlag Otto Salle, Berlin, 1905 und 1905

82 Kasnacev V.P.: in Jezowska-Trzebiatovska B. et al.: Photon emission from biological systems, proceedings of the first international Symposium, Wroclav, Pland Jan. 1986

83 Bischof M.: Biophotonen, das Licht in unseren Zellen. ISBN 3-86150-095-7

84 Popp F.A.: Biologie des Lichtes, Grundlagen der ultraschwachen Zellstrahlung. Verlag Paul Parey, ISBN 3-489-61734-7

85 Popp F.A.: Unsere Lebensmittel in neuer Sicht. ISBN 3-596-11459-4

86 Van Vijck R. and E. Utrecht Univeriy: *An Introduction to Human Biophoton Emission.* Forsch Komplementärmed. Klass. Naturheilkd. 1005, 12 S. 77–83

87 Prigogine I. et al.: *Dialog mit der Natur.* Piper Verlag München, ISBN 3-492-11181-5

88 Pischinger A.: Das System der Grundregulation, Grundlagen für eine ganzheitsbiologische Theorie der Medizin. Huat-Verlag, Heidelberg, 1990. 8. erweiterte Auflage, ISBN 3-7760-1183-1

89 Jezowska-Trzebiatowska et al. Photon emission from biological systems, proceedings oft he first international Symposium, Wroclav, Pland Jan, in Popp. F.A.: Biologie des Lichtes, Grundlagen der ultraschwachen Zellstrahlung, Paul Parey-Verlag, ISBN 3-489 61734-7

90 Bischof M.: *Biophotonen: das Licht in unseren Zellen.* Verlag 2001, ISBN 3-86150-095-7

91 Van Vijck R. et al.: *An Introduction to Human Biophoton Emission.* Utrecht University Forsch. klass. Naturheilkunde. 1005, 12, S. 77–83

92 Pischinger A.: Das System der Grundregulation, Grundlagen für eine ganzheitsbiologische Theorie der Medizin, Haug-Verlag Heidelberg, 1990, ISBN 3-7760-1183-1

93 Kollenbach D.: Maximilian Oskar Bircher-Brenner (1867–1939), Dissertation, Verlag der Medizinischen Fakultät der Universität Köln, 1974

94 Bircher-Benner M.O.: *Die Verhütung des Unheilbaren.* Wendepunkt-Verlag Zürich, Leipzig, Wien, 2. Auflage, Seite 58

95 Wartel B. Leitzmann C.: Bioaktive Substanzen in Lebensmitteln. Hippokrates Verlag, Stuttgart ISBN 3-7773-1115-4, 1993

96 Beecher G.R. et al.: *Analysis of micronutrients in foods.* In Moon T.E.et al.: Nutricion and cancer prevention: investigating the roles of micronutrients. Decker, Bew York, 1988, p. 103–58

97 Chang et al.: *Prospektive epidemiologische Studie bei Vegetariern: Ergebnisse nach 10 Jahren Follow-up.* Deutsches Krebsforschungszentrum Heidelberg, 1991

98 Watzel B. et al.: *Bioaktive Substanzen in Lebensmitteln.* Hippokrates-Verlag, Stuttgart, ISBN 3-7773-1115-4, 1995

99 Trock et al.: *Dietary fiber, vegetables and colon cancer, critical review and meta-analysis of the epidemiologic evidence.* J. Natl Cancer Inst 82 (199): 650–61

100 Oynlola O. et al.: *Fruit and vegetable consumption and all cause cancer and CVD mortality: analysis of Health Survey for England data.* J. Epidemiol Community Health Published online first 19.4.2014 doi: 10.1136/jech-2013-203 500

101 Nicholson B. et al.: *Integrating Prolonged Field Care Into Rough Terrain and Mountain Warfare Training: The Mountain Critical Care Course.* J spec. Oper Med 2019 Spring; 19 (1): 66–69

Stichwortverzeichnis